从带瘤生存到带瘤生活

主　编　解建国
副主编　张晓韵　张爱丽
　　　　高玉刚　陈志刚

大连出版社

图书在版编目(CIP)数据

从带瘤生存到带瘤生活/解建国主编.—大连:大连出版社,2011.1
ISBN 978-7-5505-0029-7

Ⅰ.①从… Ⅱ.①解… Ⅲ.①肿瘤—中医治疗法 Ⅳ.①R273

中国版本图书馆 CIP 数据核字(2010)第 249655 号

出 版 人:刘明辉
策划编辑:卢 锋
责任编辑:李 萤
责任校对:金 琦
封面设计:张 金
责任印制:刘振奎

出版发行者:大连出版社
地址:大连市西岗区长白街 12 号
邮编:116011
电话:(0411)83620674/83620941
传真:(0411)83610391
网址:http://www.dlmpm.com
电子信箱:lf@dlmpm.com
印 刷 者:大连图腾彩色印刷有限公司
经 销 者:各地新华书店

幅面尺寸:145mm×210mm
印 张:5
字 数:133 千字
印 数:1~3000 册
出版时间:2011 年 1 月第 1 版
印刷时间:2011 年 1 月第 1 次印刷
书 号:ISBN 978-7-5505-0029-7
定 价:20.00 元

本书由

大连市人民政府资助出版

The published book is sponsored

by the Dalian Municipal Government

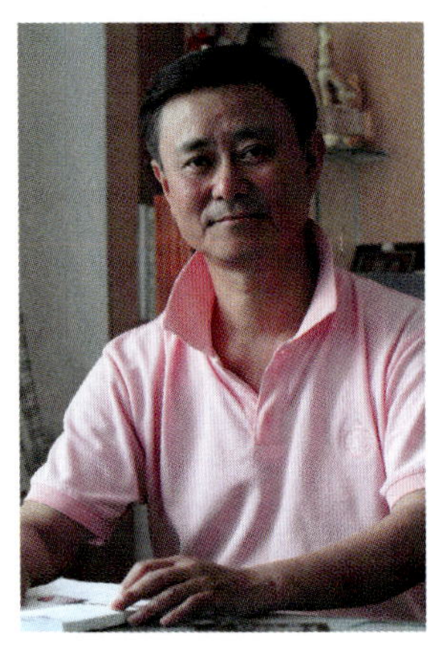

主编简介

解建国教授，出身医学世家，为我国首届国医大师张学文教授嫡传弟子，从事中医临床工作近40年，是辽宁省政府命名的"辽宁省名医"，享受国务院专家特殊津贴。国家级重点示范学科带头人，博士研究生导师。

现任大连医科大学教授，附属市中心医院中医大科系（国家级重点示范学科）主任，中华全国临床医学会副理事长，中华中医药学会老年病学会、继续教育学会常务理事，大连市中医药高级职称晋升评审委员会副主任委员，卫生部医保用药遴选委员会专家评委，美国国际中医研究中心客座教授等。

具有丰富的临床经验，擅长解决本专业疑难问题，尤其在治疗心、脑、肾、男性病、老年病及部分怪病、难病上有独到之处，病人遍及国内外。在国内外学术期刊发表医学论文90余篇，获国际金奖及省、市科技进步奖共10余次。主编医学专著《疑难顽怪病论治》《中医证候实验动物学》《中医微观辨证临证要略》等10余部，是资深博士研究生导师，桃李遍天下。曾多次应美国、德国、英国、瑞典及中国香港等国家和地区医学界邀请会诊、讲学。

带瘤生存病例 CT 对比图(注:为保隐私,病人像皆略)

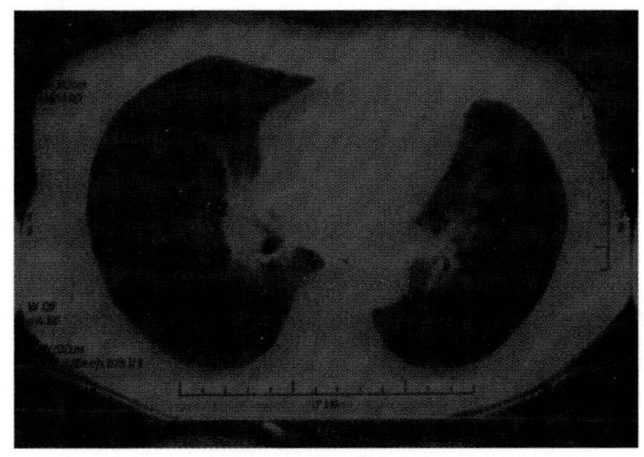

图 1 -1(治疗前)

方某,女,66 岁,晚期垂死期肺癌,2006 年治疗前胸部 CT 癌肿 3 厘米。病人奄奄一息,家属已准备后事。

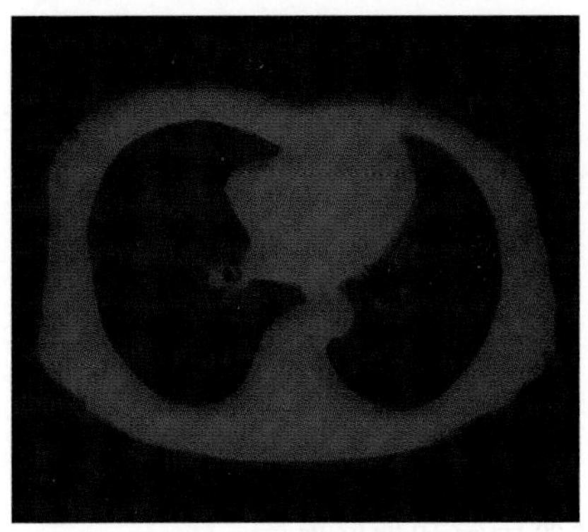

图 1 -2(治疗后)

方某采用带瘤生存方法,中药治疗 28 天,胸部 CT 癌肿缩小至 1 厘米,体重增加 4 公斤,面显红晕,生活自理。(2009 年随访得知:2006 年同病室病情轻的三位肺癌患者均已去世两年。)

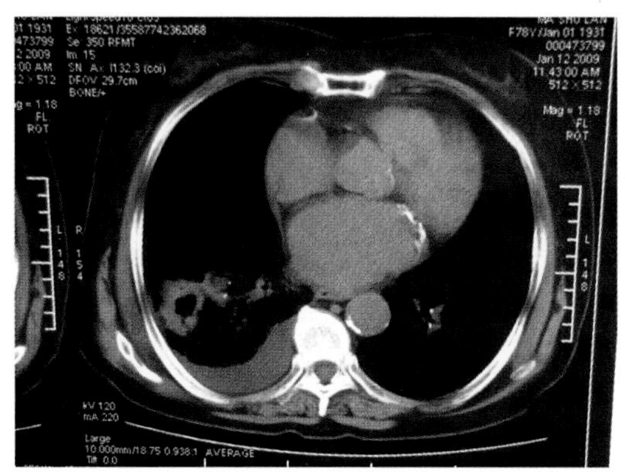

图 2－1(治疗前)

云某，女，79 岁，晚期垂死期肺癌，2009 年 1 月 12 日治疗前，右下肺空洞性病变，肺门间索条及斑片样病变，右侧胸腔积液。病人精神恍惚、奄奄一息，家属已准备后事。

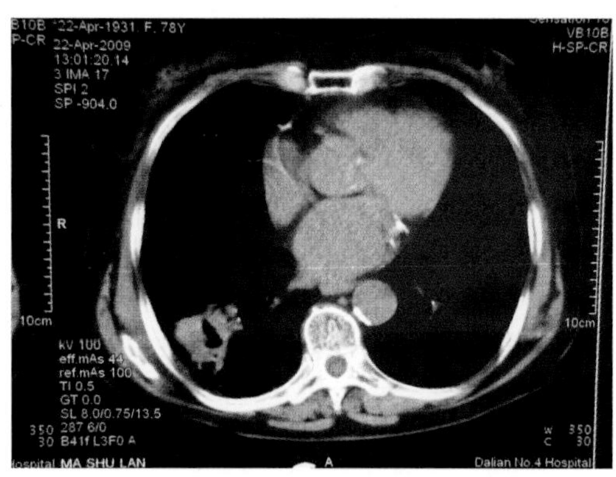

图 2－2(治疗后)

云某采用带瘤生存方法，中药治疗 3 个月，右下肺空洞性病变较前缩小，肺门间索条及斑片样影消失，右侧胸腔积液消失。体重增加 6 公斤，面显红晕，生活自理。

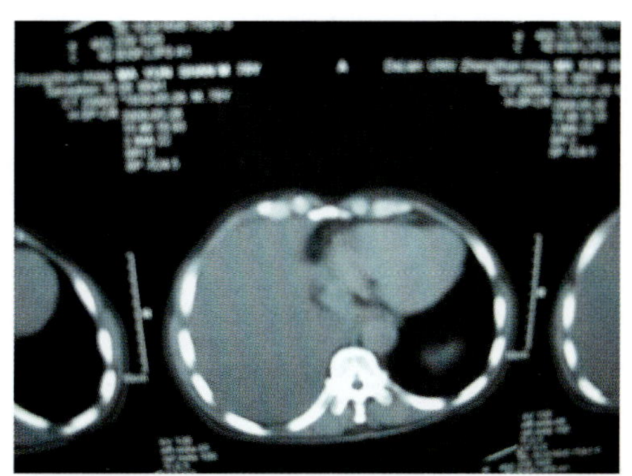

图 3－1(治疗前)

麻某,男,79 岁,晚期肺癌。2008 年 5 月 28 日中药治疗前,右侧胸腔大量积液,肺门结构不清,右心缘模糊,已有心胞转移。病人奄奄一息,家属已准备后事。

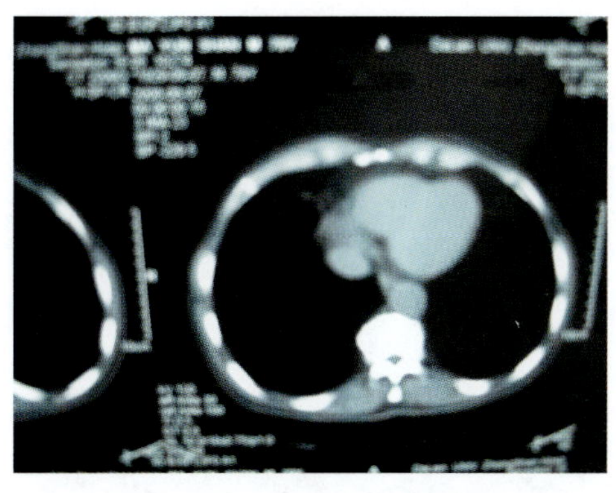

图 3－2(治疗后)

麻某经中医中药治疗两个月零 11 天后,右侧胸腔大量积液完全消失,肺野透过度良好,肺门结构清晰,右心缘光滑,肺癌及心胞转移痊愈。病人面色红晕、精神饱满、生活自理,每日徒步 5～7 小时。

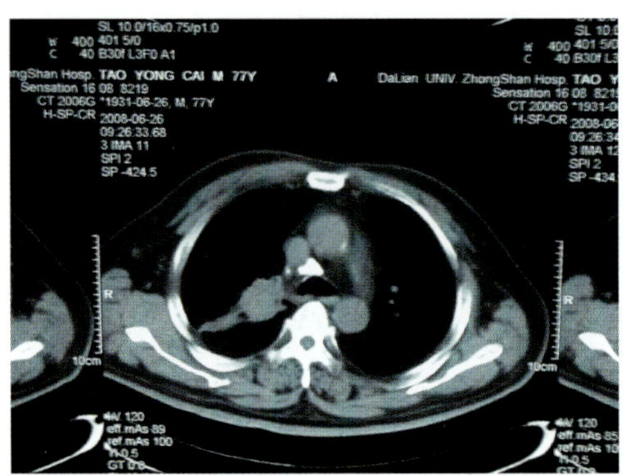

图 4－1(治疗前)

永某,男,76 岁,晚期中心型肺癌。治疗前,右肺门部见类园型肿瘤结节影,右上叶支气管受压、边窄,远端肺叶缩小不张。病人生活完全不能自理,体重下降 8 公斤,已完全卧床。医院已告病危不治,劝其回家静养。

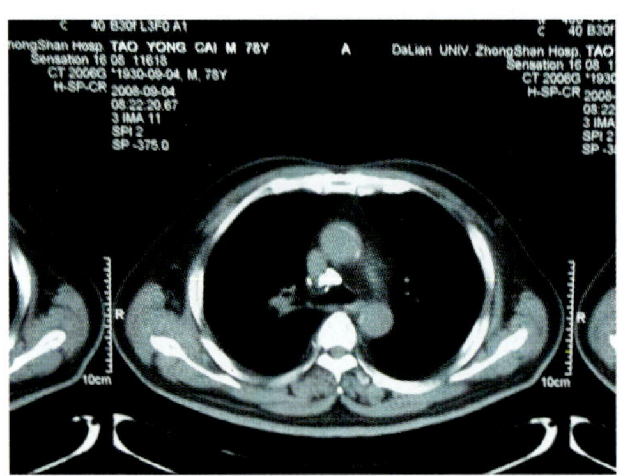

图 4－2(治疗后)

永某经中药治疗两个月后,2008 年 9 月 4 日 CT 复查,右肺门部肿瘤结节明显变小,支气管通畅肺叶不张消失。病人生活完全自理,体重增加 5.5 公斤,胸闷、咳嗽消失,面色红润,气力明显增加,能独立行走三四百米,且能独立上下楼。

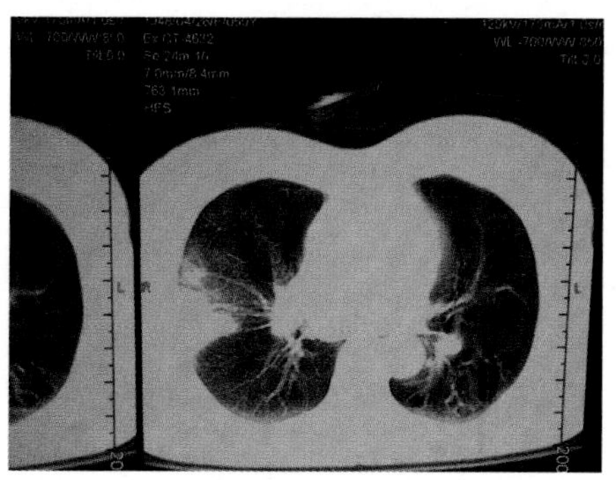

图 5－1(治疗前)

许某,女,60 岁,晚期垂死期支气管肺泡癌。治疗前右肺中叶外侧段见片状密度增高影,边缘模糊、界限不清。病人已精神恍惚,卧床不起,生命垂危。

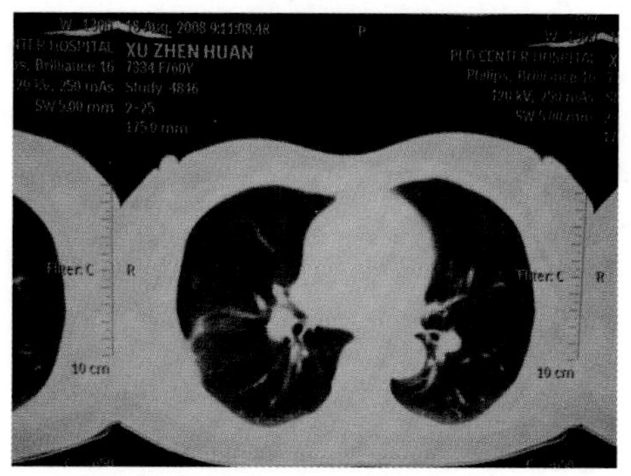

图 5－2(治疗前)

许某经中药治疗 2 余月后,右肺中叶外侧段见片状密度增高影,变化明显,几近消失。病人面色红晕、精神饱满、生活自理,每日操持家务并下地劳动。

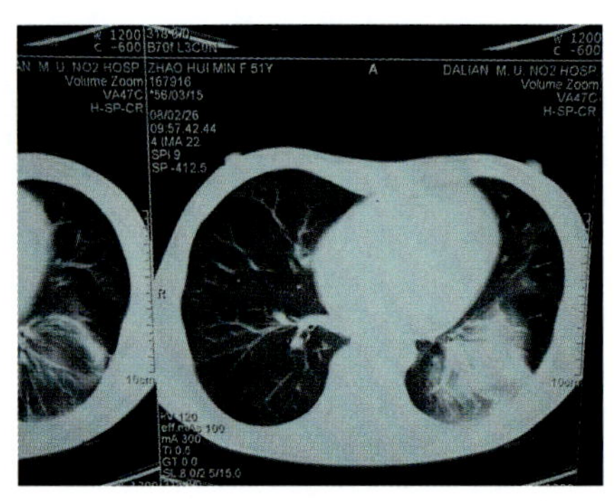

图 6－1(治疗前)

何某,女,51 岁,晚期中心型肺癌。治疗前左肺下叶背段见片状模糊影,叶间裂增厚。2007 年 8 月行放疗二次后病人痛苦欲绝,被迫停止治疗。2008 年 2 月到医院复查,CT 显示:中心型肺癌增大,并接受化疗。5 月再次复查,CT 显示:中心型肺癌继续增大并肺不张及代偿性肺气肿,右肺内模糊结节影待排,主动脉硬化症,胸腔内无积液征。病人形体憔悴,气短懒言,咳嗽剧烈,咳白泡沫痰,时夹血丝,胸闷疼痛,生活已不能自理。

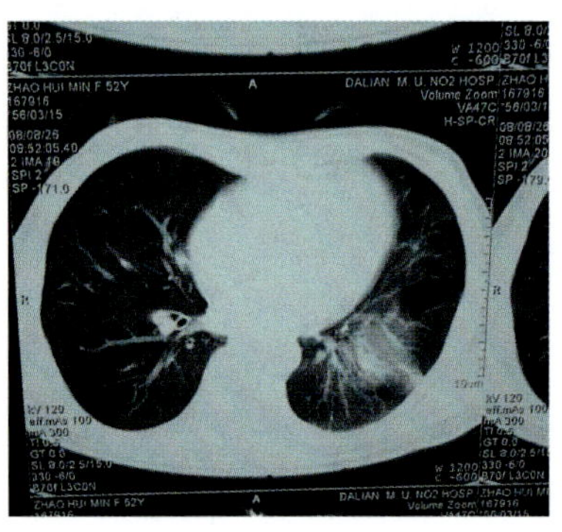

图 6－2(治疗后)

何某服用中药 47 副,癌肿缩小 1 厘米,肺不张及代偿性肺气肿消除,右叶中叶外侧段转移结节未见增大。体重增加 6 公斤,肿瘤缩小,生活自理,面色红晕,精神乐观向上。

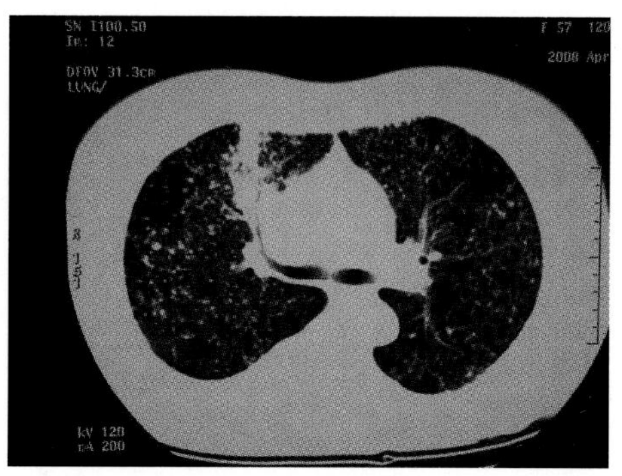

图 7－1(治疗前)

孙某,女,55 岁,2008 年 4 月 26 日治疗前非小细胞肺癌晚期。两肺弥漫多发转移,右胸膜转移。曾在沈阳、北京等医院治疗不效,病情垂危特请解教授会诊。病人症见:咳嗽咳痰黄白相间带血、持续发烧 20 余天伴胸闷疼痛、厌食腹胀恶心萎靡、羸瘦憔悴萎黄,卧床不起,全身浮肿如泥,尿少色黄如茶(900ml/24h)。

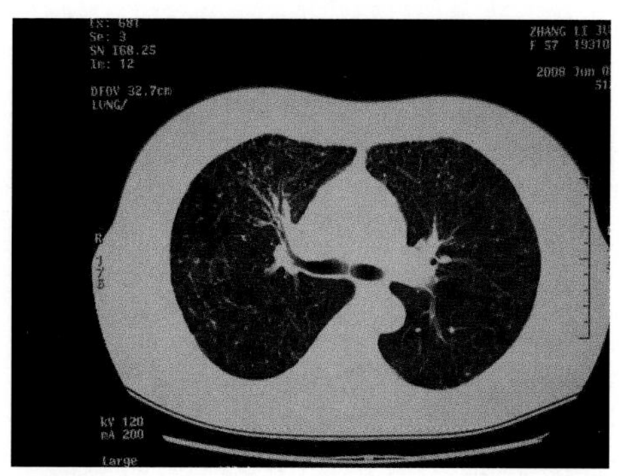

图 7－2(治疗后)

治疗 45 天复查 CT:胸水基本消失双肺癌细胞由 3 厘米缩小至 1 厘米,两肺弥漫多发转移右胸膜转移等明显减轻。病人神爽力增纳香,面色红晕,体重增 4 公斤,每天上下六楼活动 6－8 小时,咳嗽胸闷浮肿、呕恶等症消失,体温 36. 5 o C,家属万分感谢,呼之为“神医也!”

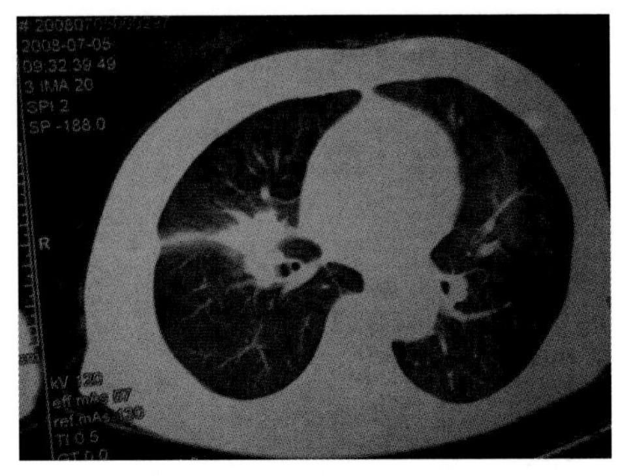

图 8 –1(治疗前)

梁某，80 岁，肺癌伴脑水肿，2006 年 7 月 10 日初诊，家属代述未行手术及放化疗等治疗。症见：咳嗽剧，咯痰不利，痰质黏稠，痰黄白相兼，胸闷气急至不能平卧，兼见面色萎黄，神疲乏力，口唇紫暗，纳差，大便排出困难，需借助果导片方能 3 ~4 日一行，舌质瘀暗，苔黄厚腻，脉弦滑。医院已放弃治疗，让家属准备后事。

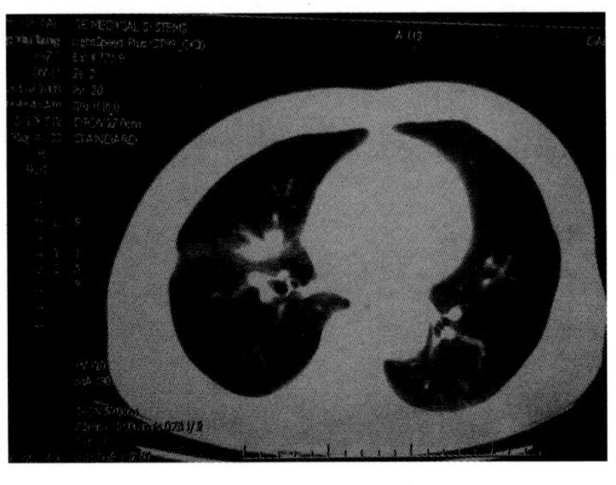

图 8 –2(治疗后)

梁某经中药治疗两个半月，癌肿明显缩小，肺气肿并不张消除。后继续治疗，存活至今，现已 83 岁。老人面色红晕，精神头儿十足，常自行出去散步、购物。据家属介绍，同室的病友中他是最重的，其他四个病友采用手术放化疗治疗，都在两年前相继去世了。

前言

癌症又称恶性肿瘤，为一种慢性疾病，因控制细胞生长增殖机制的失常而引起。癌细胞除了生长失控外，还会局部侵入周边正常组织甚至经由体内循环系统弥漫至全身。目前已查明有100多种癌症，身体的任何部位均可能受到它的侵袭，严重威胁人类健康。据世界卫生组织(WHO)统计，全球癌症发病率以每年0.5%的速度增长，而大多数发展中国家还要高出这一速度。2005年，约有800万人死于癌症，占全世界6000万死亡病人的13%，其中70%以上在发展中国家。造成男子死亡的5种最常见癌症(按发生频度排列)为肺癌、胃癌、肝癌、结肠直肠癌和食道癌，造成妇女死亡的5种最常见癌症(按发生频度排列)为乳腺癌、肺癌、胃癌、结肠直肠癌和宫颈癌。有1/5的癌症是由慢性感染引起的，例如人类乳头瘤病毒引起宫颈癌和乙肝病毒引起肝癌。如能及早发现和充分治疗，有1/3的癌症可以治愈。主要通过不吸烟、健康饮食、体育锻炼等方式可预防约40%的癌症。

目前，综合治疗癌症取得了较大发展，其治疗方法也五花八门，但无论中医、西医的药物治疗还是手术、放疗、化疗等治疗手段，传统治疗均以“以毒攻毒”为原则，在毒性和敏感性方面存在不可克服的自身缺陷，严格地说这些方法均处在研究探索阶段，尚未被世界卫生组织(WHO)认为是真正有效的方法。虽然这些方法以尽可能延长生命、提高生活质量为宗旨，对癌细胞以斩尽杀绝为目的,但结果往往适得其反。临证这些病人大多病重年迈,元气、免疫力极差,采取传统的“以毒攻毒”方法过度治疗,无的放矢,其结果可能是杀死一个癌细胞,同时杀死一百个好细胞,最终导致病人免疫细胞与癌细胞更严重的倒置,加速复发和转移,不仅杀瘤不成,而且反受其害,甚至加速死亡。美国科学家 2008 年 10 月的一项研究报告发现:手术放化疗等方法在杀死大量癌细胞同时,也激活了那些沉睡中尚未工作的癌细胞,使其高效工作;呈几何形发展这个发现揭示了为什么采用“以毒攻毒”方法过度治疗,越治病情越重、越治肿瘤转移越快的病理机制。过度治疗对患者的伤害,已超过癌细胞对病人的伤害。犹如两军对垒,势均力敌,谁也很难吃掉对方,此时若硬打硬拼,其结果必然是两败俱伤、人死癌亡!治疗变成了助癌杀人。而若围而不打,就能保持一个相对和平的环境,也能相对过上较长的和平日子。所以,面对人类目前尚无法攻克癌细胞的现实,治疗上不如与癌“和平共处”。在肿瘤治疗上,我基本不用所谓药效学研究已证实可明确杀死癌细胞的中药,如半枝莲、独角莲、白花蛇舌草等大毒之品。我认为这些所谓的抗癌药研究,没有把癌症作为一个全身疾病来研究,它只是从实验室角度得出的一个侧面的结论,往往是和临床的实际相悖的,这也是长期以来,此类所谓的抗癌药物及放化疗治疗难尽人意之原因所在。中山大学肿瘤研究中心曾益新院士的最新研究提示:在肿瘤放化疗中,普通的肿瘤细胞对治疗是敏感的,容易被消灭,但肿瘤干细胞却不易被消灭,它们就像韭菜一样,割掉一茬又长一茬,而肿瘤放化疗等治疗所引起的 DNA 损伤,会促进普通肿瘤细胞演变为肿瘤干细胞,而正常细胞又不断变异为癌细胞。这也从另一个角度提示我们,采取传统的“以毒攻毒”理念治疗肿瘤,已经到了非调整不可的地步了！临床治疗肿瘤必须进行系统的整体调治。事实上,临床上有许多疾病,如冠心病、原发性高血压、糖尿病等,其治疗方法目前而言都是以带病生存为原则,而为什么就偏偏对称之为“绝症”的癌症治疗就非要赶尽杀绝呢？我们根据长期的临床工作经验,设计了肺癌1、2、3号方,肝癌1、2、3号方,肾癌1、2、3号方等。我们提出,在治疗恶性肿瘤上要以人为本,对于晚期癌肿不主张采用损伤元气、杀伤力极强的手术和放化疗等治疗,主张“带瘤生存”的新治疗原则。提出癌症是一个全身性疾病,治疗需系统有机整体把握。近年来,我们在临床工作中发挥中医学整体观念和辨证施治的优势,在调整机体阴阳平衡,缩小癌肿、抑制转移、提高患者生存率和生存质量以及放化疗增敏减毒等方面取得了可喜的成绩,使许多垂死的患者重新活下来,许多卧床的病人重新站起来,逐步实现了晚期癌肿病人从带瘤生存到带瘤生活。我们为此感到欣慰。

在此书的编写过程中,得到了我们研究生王燕、吴君、陈智颖、解侧红、邹明岐、朱峰、宁迎春、贾猛同学的积极参与与研究,得到了主任中药师孟凡珍、陈慧肃等的积极参与与整理,在此深表谢意！

因时间仓促、水平有限,谬误之处,在所难免,敬请同道及读者朋友雅正,不胜感激之至。

解建国

2008年8月于大连

目 录

一、癌症的发生与早期预防

发病原因

肿瘤分为良性肿瘤和恶性肿瘤。良性肿瘤对机体的影响较小,主要表现为局部压迫和阻塞症状,若发生在重要器官也可产生严重后果。恶性肿瘤又称癌症和恶性赘生物,可侵袭人体的任何部位,是目前危害人类健康的三大疾病之一,广泛影响着不同年龄、不同性别、不同阶层、不同肤色的人,并给家庭和社会造成巨大的负担。癌症通过快速产生异常细胞,超越其边界生长并侵袭身体的毗邻部位扩散到其他器官,这一过程被称之为转移。转移是癌症致死的主要原因。

截至 2008 年末在所有癌症死亡中, 肺癌、胃癌、结肠癌、肝癌、乳癌占了大多数。见表 1－1。

肺癌(死亡约 129 万人)	胃癌(死亡约 81 万人)
结肠癌(死亡约 64 万人)	肝癌(死亡约 60.5 万人)
乳癌(死亡约 52 万人)	

表 1－1

全世界约有五分之一的癌症是由慢性感染引起的,如果能够及早发现并积极进行治疗,约有三分之一癌症可以治愈。在日常生活中由癌症引起死亡的病例有许多也是可以避免的。即使在癌症晚期,也可通过带瘤生存方法治疗缓解病人的痛苦,有效延长病人的生命。

自20世纪40年代以来,伴随着科学的发展和医疗水平的提高,以及癌症的发病率和死亡率的增高,人们逐渐意识到癌症对人类的严重威胁。癌症的病因虽然至今仍众说纷纭,但有两点各国科学家的认识是一致的:80%以上的癌症与外部环境因素有关;癌症是由多种因素长期综合作用而引发的,绝非单一因素所致。常见的原因有以下几种:

物理因素

长期接触X线或其他放射性物质的人,患皮肤癌、肺癌及血癌的概率明显高于一般人。长期受紫外线、日光照射的人易患皮肤癌,特别是白种人、渔民和患有色素性干皮病的人。长期受热辐射的人也容易患癌症,如食道癌与经常进食热烫的食物有一定的关系。

化学因素

常接触镉、石棉、砷、煤焦油等易患肺癌;常接触砷、氯乙烯等易患肝癌;常接触甲醛、异丙醇、芥子气、石棉粉等易患鼻咽癌;从事制铝、制革、品红制造等行业易患膀胱癌;常接触氯乙烯、苯等易患白血病及淋巴瘤等。烟中含有尼古丁等100多种有毒及致癌物质,对健康构成多种危害,尤其与肺癌的发生密切相关。如果我们长期或反复与这些化学物质接触,就增大了癌变的可能。

生物因素

人体癌变的原因,包括某些病毒、细菌或寄生虫引起的感染,相关的例子有,细菌:幽门杆菌与胃癌;病毒:人乳头瘤病毒(HPV)与宫颈癌、乙型肝炎与肝癌,以及人类免疫缺陷病毒(HIV)与卡波希氏肉瘤;寄生虫:血吸虫病与膀胱癌。

年龄因素

从一个新生命的诞生到终止,机体在人生各阶段均有可能受

到癌症的侵袭。各个年龄段的癌症有不同的特征:

1. 儿童癌症常发生在淋巴系统、造血系统、中枢和周围神经系统及骨骼、肌肉等组织器官。(1)血液肿瘤,如恶性淋巴瘤、白血病等。(2)中枢神经系统肿瘤,如脑瘤。(3)小儿肉瘤,如横纹肌肉瘤、骨肉瘤等。(4)交感神经系统肿瘤,如神经母细胞瘤。(5)骨瘤。(6)肾母细胞瘤。

2. 青壮年癌症多发生于呼吸及消化系统。(1)肺癌:长期吸烟者患病率较高,常见于中年人,临床表现有胸闷、胸痛、咳嗽、咳血等。(2)胃癌:多发于45岁左右的中年人,其临床表现以右上腹疼痛多见,恶性程度高、发展快、病程短。(3)大肠癌:大肠癌的发病年龄,30~50岁约占50%,30岁以下约占12%,临床表现有血便或黏液脓血便、大便习惯或大便形状改变、贫血等症状。(4)乳腺癌:好发于45~55岁的中年人,临床表现为乳房可触及肿块,乳房皮肤呈现"橘皮样变"等。

3. 老年人患癌几率较青年人高。60~79岁是老年癌症的高发年龄,并且大多数的肿瘤发病危险性与年龄增长趋势成正相关。其原因主要与年迈体衰、免疫功能减退、组织细胞衰老增加了对致癌物质的易感性、长期暴露在有致癌物质的环境中等因素有关。癌症成了老年人的多发疾病,主要有胃癌、肺癌、结肠癌、前列腺癌等。

饮食因素

生活中,有许多癌症是吃出来的。在我们每天的美食佳肴中,如果食之不当(不良的饮食习惯、饮食品味),很容易引发疾病。尤其是年轻一族往往是早餐不吃、半夜加餐,喜食膏粱厚味及高热量的快餐食品,单纯追求味觉享受,想吃什么就吃什么或爱吃什么就吃什么,是一种典型的不健康的生活方式。我国许多地区的人们有吃咸菜的习惯,北方及东北地区有吃酸菜的习惯,咸菜等腌制品的味道可刺激食欲，但亚硝酸胺盐含量高，经常食用易致癌。如果食物取之不当(不健康的饮食出处及制作)，对健康的危害也很大。例如，霉菌广泛活跃于自然界，它可以引发多种癌症，青霉、毛霉、黄曲霉素等的代谢产物许多都是毒力强大的致癌物，其中最危险的是黄曲霉素 B1。这些致病物质主要与肝癌、肾癌和结肠癌有关，黄曲霉素最易引发肝癌，其毒力比致癌物二甲基亚硝胺强数十倍。黄曲霉素主要污染粮油及其制品，其中花生酱、花生米、花生油等被污染机会较多，大米、玉米也较容易被污染。癌症的发生约有一半与此有关。因此，科学合理的饮食对预防癌症尤为重要。(注意：亚硝酸胺盐可以在人的胃中合成，多吃维生素 C 可以阻断亚硝酸胺盐的合成。所以要多吃富含维生素 C 的新鲜蔬菜和水果。)

心理因素

随着社会生活节奏的加快，心理压力也不断增加。中医学早就深刻地认识到，七情所伤对人体健康危害极大。人的性格特征、生活实践和适应能力等称之为心理因素，均涵盖于七情之中。近年来现代社会心理因素与癌症的关系的研究结果表明，各类心理因素在癌症的发生、发展和转移过程中具有非常重要的作用。

基因遗传

目前的医学研究证明，绝大多数癌症不会遗传，但也有约15%左右的癌症可能与遗传相关。19 世纪 60 年代，法国一位医生报告指出，他家族中的 24 位女性共有 15 人死于癌症，其中 10 人死于乳腺癌；家族第二代的 5 个子女中，有 4 人死于癌症。同一时期，美国一位叫戈尔的老太太死于胃癌后，后代有多名成员都死于同一疾病。这个家族余下的 17 人接受了基因检测，结果表明，有 11 人携带一种家族遗传性胃癌的突变基因，患上胃癌的几率达 70%。迫不得已，家族中 11 名堂兄妹选择了在自已还未发病时就将胃完全切除。

癌症的家族性遗传有两种表现，即在一个家族中可出现多人患不同的癌症，也可能出现多人患同一种癌症的现象。但这些也只能表明一种倾向，并不代表是绝对的遗传。我们认为，是共同的生活环境和生活习惯让家族容易出现癌变现象。

有三种癌症最具遗传倾向：1. 胃癌：这种癌症与饮食习惯密切相关，在家庭中如果父母患有胃癌，其子女患上同类癌症的几率高达50%。2. 结肠癌：此种癌症与日常饮食习惯联系紧密，在家庭中如果父母患有因多发性结肠息肉瘤导致的结肠癌，其子女患上同类癌症的几率高达50%。3. 乳腺癌：在家族中有母亲或姐妹曾患有乳腺癌的女性，本人患乳腺癌的几率比一般女性高3~4倍。

其他因素

如神经、内分泌系统状态及机体对肿瘤的免疫反应等因素，对癌症的发生也有重要影响。某些病变本身虽不是癌，但却有转变为癌的倾向，而成为癌的发生基础，这些状况称为“癌前期病变”。常见的癌前期病变有以下几种：1. 乳腺囊性小叶增生；2. 黏膜白斑病；3. 慢性溃疡；4. 大肠多发性息肉病；5. 肝硬化；6. 伤后的病理状态有时也可成为肿瘤发生的诱因，如因外伤所致的成骨肉瘤。

■ 早期筛查

2008年，世界卫生组织（WHO）拟定并开始实施慢性病行动计划，其中包括癌症行动计划。WHO联合诸多国际组织开展合作，强化对癌症的预防和控制；传播新知识、新观点，以促进采取以证据为基础的癌症控制策略；制定科学标准和规划，早预防、早发现，科学治疗和关怀干预癌症病人；在世界各地广泛发展多部门癌症控制伙伴网络；加强国家和地方各级卫生系统；提供技术援助，迅速而有效地向发展中国家转让最佳干预做法。

十大症状

中国医学科学院根据我国的实际情况，提出下列十大症状，作为引起人们对癌症注意的警号：

(1)身体任何部位的肿块，尤其是逐渐增大的，如颈部、乳腺或腹部的肿块。

(2)身体任何部位没有外伤而发生的溃疡，特别是久治不愈者，如舌头、颊黏膜、皮肤等处。

(3)久治不愈的干咳或痰中带血。

(4)中年以上妇女出现不规则阴道流血或血性分泌物（俗称白带增多）。

(5)进行性加重的吞咽困难或进食时胸骨后闷胀、灼痛、异物感。

(6)便血，大便习惯或形状改变。

(7)长期消化不良、进行性食欲减退、消瘦，又未找出明确原因者。

(8)无痛性尿血。

(9)鼻衄、鼻塞、单侧头痛或伴有复视。

(10)黑痣突然增大或有破溃、出血，原有的毛发脱落。

八大警号

WHO 曾提出“八大警号”可作为癌前征兆的参考：

(1)可触及硬结或硬变，例如乳房、皮肤及舌部发现的硬结。

(2)持续性消化不正常化。

(3)疣（赘瘤）或黑痣有明显变化。

(4)持续性嘶哑、干咳及吞咽困难。

(5)耳、鼻、膀胱或肠道不明原因的出血。

(6)经期不正常，大出血、经期外出血。

(7)伤口久不愈合，肿胀久久不消。

(8)不明原因的体重减轻。

癌症往往发病隐匿,早期不易被人察觉,即使有一些表现,也和一般慢性病相似,病人一般不会主动到医院就诊检查,所以临床上所见的大多数病人不是早期癌症。癌症如能早发现、早诊断、早治疗,大多数病人可以获得根治。以上“十大症状”和“八大警号”可为我们的早期筛查提供一定的帮助。癌症的早期发现,不但需要政府重视和医务人员细心普查,还需要病人自身提高警惕,发现之后及时就医。

■ 早期防治

多掌握一些关于癌症的病因、预防和干预措施方面的知识,通过实施以证据为基础的癌症预防、早期发现以及癌症患者管理战略,可以减少癌症发病率及控制病情发展。根据国际癌症合作者2005 年所作的一项研究,通过改变或避免主要危险因素,超过30% 的癌症可以得到预防。

预防措施

1. 戒烟限酒:长期吸烟的人比不吸烟的人患肺癌的几率高3 ~8倍,吸烟与食管癌、胃癌、肝癌、口腔癌等也密切相关。长期大量的饮酒会增加食道癌、大肠癌、肝癌的发生几率。因此,戒烟限酒对于癌症预防具有重要意义。

2. 多吃蔬菜水果:蔬果中含有丰富的维生素、矿物质等营养素,可以降低癌症的发生率, WHO 建议每天蔬果的摄入应为400 ~800克,也就是每天至少应吃下两盘蔬菜、两盘水果。

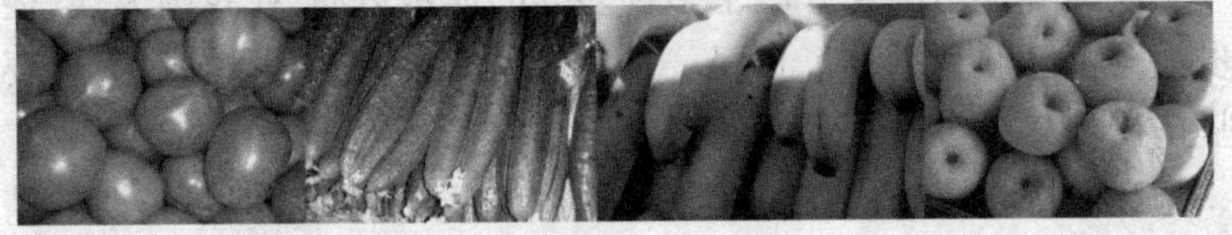

图 1 –1

3. 针对某些病毒接种疫苗,如人乳头瘤病毒和乙型肝炎病毒等。

4. 对于易造成癌症的职业加强预防观念:尽可能减少与致癌物质的接触(提高生产自动化水平或选择较为安全的替代物),改善工作环境,提高自身防癌意识(工作时带好口罩,勤换洗衣服等)。

5. 减少紫外线、电离辐射:放射工作者如果长期接触射线而又缺乏防护措施,患皮肤癌和白血病的几率较一般人高,尤其是X射线和CT等检查。适度的紫外线照射可促成维生素D在体内的合成和钙的吸收,但是过度的紫外线照射可导致皮肤鳞状细胞癌和恶性黑色素瘤等疾病。

6. 坚持体育锻炼:随着科学技术的发展,人们逐渐从繁重的体力劳动中解放出来,脑力劳动已成为现代人主要的生活和工作方式。现代化交通、通讯工具的使用使人们走路的机会越来越少。因此,作为人体排毒三大器官之一的汗腺的工作日益减少,甚至逐渐退化,不利于健康。科学家们不断呼吁:生命在于运动!

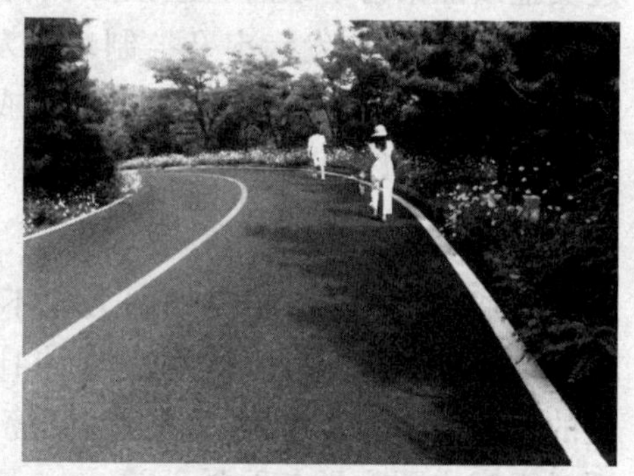

图1－2

欧美等发达国家开展了多种多样的徒步运动,在我国大连,徒步大会也已顺利举办了8届。笔者建议大家,无论再忙,每天也要坚持徒步2个小时。最好的医生就是你自己!

7. 保持心情愉快:精神因素不能直接导致癌症,但是长期的精神压抑、焦虑、紧张,这些精神因素就会形成一种慢性的持续的刺激来影响和降低机体的免疫力,提高癌症的发生率。所以,我们应该保持愉快的心情,预防癌症的发生。

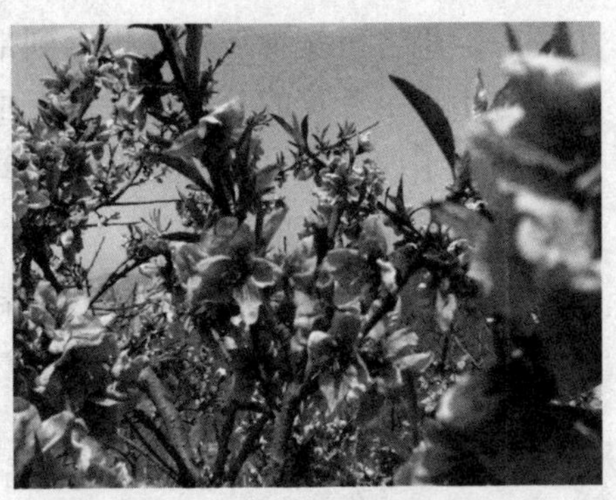

图 1-3

早发现 早治疗

如能早发现和早治疗;约有三分之一的癌症患者是可以治愈的。癌症发现越早,治疗效果越好。早发现即在癌症限于局部时(转移之前)发现它。要做到早发现,应做好以下两项工作:

首先普及医学知识,帮助人们认识癌症早期征兆并针对这些症状尽早就医。这类症状可能包括:肿块、疼痛、食欲不振等。

其次做好筛查规划,适用于无症状的早期癌症或癌症前期患者。检测手段包括针对乳腺癌的乳房 X 线检查和用于宫颈癌的细胞学检测(子宫颈抹片)及内窥镜、CT、超声波等检查。随着生活水平的提高,人们越来越注重常规的体检,而在每年的健康体检中,均有一定比例的早期癌症病人被发现。

治疗的目的是延长患者的生命和提高生活质量,甚至治愈。一些最常见癌症,例如乳腺癌、结肠直肠癌和宫颈癌,早期发现并根据最佳方法治疗后,有很高的治愈率。现在主要的治疗方法是外科手术、放射疗法和化疗。依靠各种成像技术(超声波、内窥镜或 X 线、CT、MRI 等)和实验室(免疫、生化、活检等)检查作出准确诊断,并给予相应的治疗。

但对晚期癌症患者,笔者建议带瘤生存,不宜再用手术、放化疗等“以毒攻毒”方法过度治疗。尤其是五脏癌肿,此时的治疗应在理念上完全转变到以延长生命和提高生活质量为宗旨。90% 以上的癌症患者可实现从带瘤生存到带瘤生活这一质的转变,在这一理念指导下治疗的晚期癌症甚至垂死期的患者,绝大多数奇迹般地活过了原比自己症状轻的癌症患者。

呼吸系统癌症的预防

通过前面对于肿瘤与饮食、营养状态、心理因素等关系的分析,我们可以相应地掌握肿瘤的防治方法。当今世界发病率和死亡率最高的癌症是肺癌,下面以肺癌为例介绍一下癌症防治。

提起肺癌,在 10 年前似乎还是罕见的“绝症”,而在经济飞速发展、生活水平不断提升的大背景下,却已俨然成了多发病、常见病。要保持一个健康的身体,必须有针对性做好防病工作。

(1)分级预防

Ⅰ级预防是指针对病因的预防措施,旨在减少肺癌发病人数,控制肺癌的发病率。

目前种种迹象表明,吸烟和肺癌密切相关。1998 年我国 100 万死亡人群回顾性调查和 25 万人群追踪性调查显示,在吸烟致死疾病中,肺癌占到了 15%。因此,吸烟者是肺癌高危人群,尤其是每日超过一包烟且烟龄超过 30 年者。此外,近年女性肺癌发病率上升速度反超男性,提示大气环境污染可能是“元凶”。家庭直系亲属中有患肺癌的,特别是一级亲属,更要高度警惕,因为肺癌有家族聚集现象。同时有结核病史的患者,如果影像学上病灶有变化,应想到癌变的可能。

Ⅱ级预防是指尽可能筛查高危人群。防治疾病,最常用的一句话就是“早诊断,早治疗”。但具体到每种病,其意义是不同的。比如肺癌,由于肺癌早期症状具有隐匿性,等到见症就医,往往是中晚期了。所以,当前最有效的方法就是定期体检,化被动为主动,早期发现,及时采取措施,防止疾病进一步恶化。所谓肺癌的高危人群是指在大城市生活 45 岁以上、重度吸烟者(20 支/日 *

20年)、接触有害物质等人群(近年来肺癌发病的年轻化现象已经很突出)和有10年以上的慢性呼吸道感染病史者,对其必须进行查痰、定期X线摄片等筛查。在简易方法检查中,若发现可疑情况,可再作进一步检查。在日本,40岁以上者筛查肺癌,每半年做一次肺部CT。立足我国国情,普通人群应每年拍一次胸片,高危人群应每半年拍一次胸片,物质条件允许的地区,建议每年做一次肺部CT平扫。

Ⅲ级预防是指对确诊的肺癌病人采取及时、合理的医疗措施,提高疗效,减少并发症,有效预防肺癌的复发和转移。虽然现代医学在飞速发展,但时至今日,根治肺癌仍有一定难度。各种抗癌方法虽层出不穷,但这些方法都有严重的毒副作用,使癌患机体无法承受!这些方法的毒副作用常常胜过其疗效,如人们常说的“杀一个癌细胞赔一百个好细胞,许多癌患死于治疗中强大的毒副作用而非死于癌症”。因此,“带瘤生存”的治疗在目前医疗水平下,无疑是一种有效且可行的最佳选择。我们应用中药治疗中晚期肺癌病人1000余例,病人生存期明显长于采用手术、放化疗等疗法的病人,不仅挽回了许多垂死病人的生命,而且大大提高了病人的生存质量。

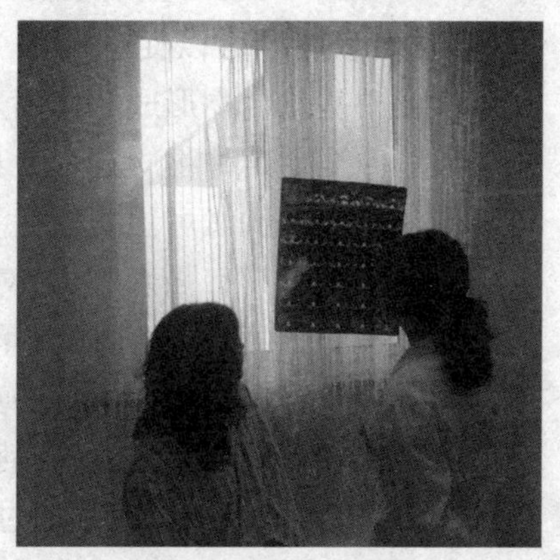

图1-4

(2)纠正生活习惯

对于普通市民来说,预防肺癌应做到以下几点:

戒烟。人在中青年时代,机体能有效地修复因吸烟引起的损害。戒烟早,机体需要修复的时间短,损害就少。因此,建议戒烟越早越好。

注意三类食物的摄取。肺癌至少与三类食物摄入过低有关:新鲜的水果、蔬菜和豆类以及低硒饮食。

水果及蔬菜中含有丰富的维生素。其中维生素 E 具有抗氧化的作用,它能削弱致癌物对人体的损害,抑制致癌物的游离基团形成;维生素 A 可以防止细胞发育障碍、癌变,具有延缓细胞角化的作用;维生素 C 可以促进体内干扰素的合成,具有阻断体内外致癌性亚硝基化合物形成的作用。因此应该多吃水果和蔬菜。

大豆中至少 5 种物质具有营养神经、促进人体造血的功效,既可降脂、延缓衰老,又可预防癌症。

硒对癌细胞具有强亲和力,对癌细胞的能量供应具有截断功能。研究表明,癌患体内血硒含量比正常人低 3 ~ 6 倍,因此补充硒元素十分重要。食物中大蒜、海产品、蘑菇、芦笋、蛋类、谷物、芝麻等含硒比较多。但要注意,任何食物都具有两面性,过量的硒会导致中毒,每天硒摄入量应不超过 300 微克。

防止空气污染。肺癌的发病原因中不可忽略的就是大气污染,这涉及社会发展以及综合治理的问题,有些是个人难以改变的。这里强调一下生活环境的问题。例如一些家庭主妇在烹调的时候,有油煎炸炒的习惯,经常把油温烧得很高,而煎炸炒易造成空气中致癌物苯比芘的含量积聚增高。还有些市民经常在路边打牌及下棋,全然不知路上机动车尾气排放的危害。

(3)养生调摄,改善环境

肺癌得到有效治疗后要注意养生调摄,首先应脱离原来不良的工作或居住环境。

坚决戒烟,避免食用烟熏、盐腌、醋制、霉变食物及烈性酒。

均衡饮食:荤素搭配、精细混食,不偏食、不忌食,少吃刺激性食物及生痰伤肺之物如肥肉、虾、蟹、辣椒等;多吃清肺润肺食物如百合、炒杏仁、白果、梨、白(红)萝卜、葡萄、芦笋、核桃仁以及维生素A、C。

多食天然野生食品,如蘑菇、黑木耳和各种野菜,这些食物有助于清降肺气。合理进补能提高人体免疫力的滋补品,如薏仁、红枣、人参、冬虫夏草等有直接或间接强身与抑癌作用的中药。烹饪时,油量不宜过多,宜多采用蒸煮炖的烹饪方法,尽量少吃煎炸食品。

肺癌六大特征 肺癌的死亡率在当今世界各国持续上升,其中最关键的原因还是目前治疗水平所限(大多数治疗都是探索性的)。治疗理念普遍滞后,治疗方法虽多,但均属"以毒攻毒",治疗上缺乏科学系统观念,总想将癌细胞斩尽杀绝,但往往事与愿违、南辕北辙。如能早发现、早诊断,就能有效降低癌患死亡率而相对提高其生存率。所以,应密切注意以下有关肺癌的早期症状:

咳嗽:这里最常见的症状。咳痰,咯血,痰中带血丝,最有诊断意义。凡呼吸道症状超过两周不愈的,尤其是干咳、痰中带血或老年慢性支气管炎病人,近期咳嗽声音或性质改变,均需注意不排除肺癌的存在。体检发现胸片异常的,如肺结核痊愈后的纤维增殖性病灶,应每年随诊;若病灶增大,应进一步排查肺瘢痕癌的可能。若同部位反复发生肺炎,也要警惕肺癌,需定期检查,必要时行CT及增强CT详查。

由于肺癌早期即可出现转移,故转移灶的临床表现可先于原发病灶出现。下列症状应引起警惕。

骨关节症状:骨关节肿胀痛,手指和脚趾末端膨大呈杵状指,严重者可影响四肢关节的活动。

肩背痛:在肺尖部生长的肺癌,易侵犯胸膜和胸壁、神经肌肉和骨关节而引起肩背痛,常常会被误认为软组织疾患,而贻误治疗。

声音嘶哑:转移灶压迫喉返神经,可致声音嘶哑,但却无咽痛及上呼吸道感染等其他症状,应该高度重视。

头面部浮肿:提示上腔静脉阻塞综合征的可能,其中约有5%～10%的肺癌患者以此为首发症状。

男性乳房肥大:男性肺癌患者约12%～23%会出现乳腺肥大,多数为双侧肥大,且出现时间比咳嗽、咯血等肺部症状早一年左右。

确诊肺癌的检查手段 如一旦在体检时发现肺部有阴影而怀疑是肺癌后,就要当机立断完善检查,以争取早诊断、早治疗,获得最佳的预后成效。以下是肺癌确诊所需的检查:

(1)低剂量胸部螺旋CT检查:可查出常规胸片不能发现的微小病灶。国外相关研究提示,用低剂量螺旋CT筛查肺癌,能显著提高早期肺癌的检出率,而后再通过手术治疗,患者多数能治愈,长期生存。其中对CT上有毛玻璃样、小结节样病灶的应引起高度警惕,与前史胸片相参照更有意义。胸部CT上新出现的异常阴影,应行进一步检查或随访,以排除肺癌的可能性。

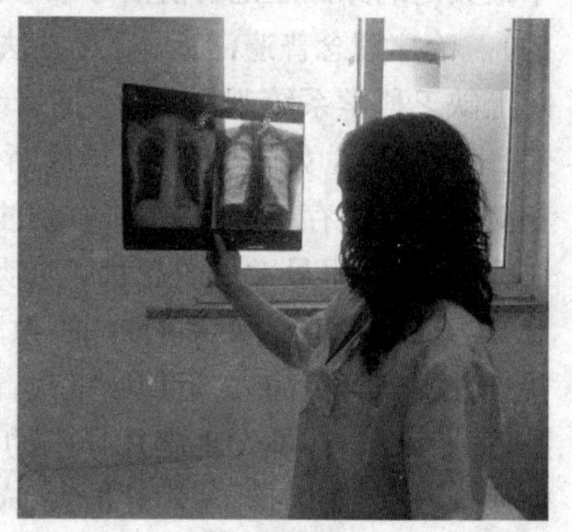

图1－5

(2)PET—CT检查:将CT与PET融为一体,由CT提供病灶的精确解剖定位,而PET提供病灶详尽的功能与代谢等分子信息,具有灵敏、准确、特异及定位精确等特点,一次显像可获得全身各方位的断层图像,可一目了然地了解全身整体状况,达到早期发现病灶和诊断疾病的目的。可作为胸部CT的补充,对于恶性肿瘤诊断具有重要作用。

(3)痰找癌细胞:是一种方便、快捷的非创伤性检查,具有确诊价值,特别适用于肺中央型肺癌的早期诊断。痰的质量及其送检时间与癌细胞检出率密切相关。最好选用清晨漱口后第一口从肺深部咳出的痰液,且于1小时内检查,含血液的痰液更好。由于该项检查检出率并不高,故常需反复送检。

(4)纤维支气管镜检查:此项检查特别适用于痰找癌细胞有阳性结果,而胸部CT却未发现明确病灶的情况。此外,它对于肺门附近病灶诊断率比较高,还可配合X线引导下肺活检、细针穿刺等进一步提高阳性率。

(5)经皮肺穿刺或胸腔镜检查:对于胸内占位病灶,纤维支气管镜活检中心型者可获得高阳性率,对周围性病灶,经皮细针吸活检较适用。它虽属于损伤性检查方法,但只要严格掌握适应症和禁忌症,操作认真,仍可作为首选方法。

(6)血清肿瘤标记物检查:通常不用于诊断,只对诊断起辅助作用,常用于疾病的随访。

消化系统癌症的预防

除肺癌以外,近几年来,中晚期消化系统恶性肿瘤病死率日益升高,有报道称已占我国全部恶性肿瘤致死人数的60%~75%,且患者呈年轻化趋势。从浅表性胃炎、萎缩性胃炎到癌前病变,最终发展为胃癌,是一个缓慢、渐进的演变过程,早诊早治将获得十分理想的疗效。由于中国的饮食文化复杂,品种繁多,追求口味,人们的胃黏膜每天都要接受各种冷热酸辣食物的刺激,而且中国人性格多有内向者,易于产生思虑忧郁,“忧思伤脾”,气机凝滞,导致90%以上都有不同程度的胃部炎性改变,其中浅表性胃炎占80%,应注意日常呵护与预防。

警惕突发不明消瘦 如出现不明原因的突然消瘦、食欲下降及长期腹痛等症状，都应高度警惕，需要注意排查消化系统病变的可能，建议及时到正规医院做胃镜及肠镜等检查。发现有症状，切勿偏听偏信、盲目服药，一定要到正规医院确诊后再治疗。40 岁以上有胃癌家族病史的中年人，需定期进行胃镜等检查。

二、癌症与营养

防癌的蔬菜水果

世界卫生组织指出,如果能在早期注意饮食,减少外来的致癌因素,一定可以减少 30% ~40% 的患癌率。所以,积极推动癌症的饮食预防是当务之急。

苹果

“一天一个苹果,医生远离我”。苹果含有各种各样的营养成分,吃苹果蕴含着大学问,我们不可小视。经常吃苹果可以使肠道内的胆固醇含量减少,排便增多,减少直肠癌的发生。苹果中含有各种维生素,其富含的钾离子可以中和酸性体液中的酸根,从而降低体液酸性程度。据有关研究表明,苹果中含有的黄酮类化合物可以预防癌症的发生。

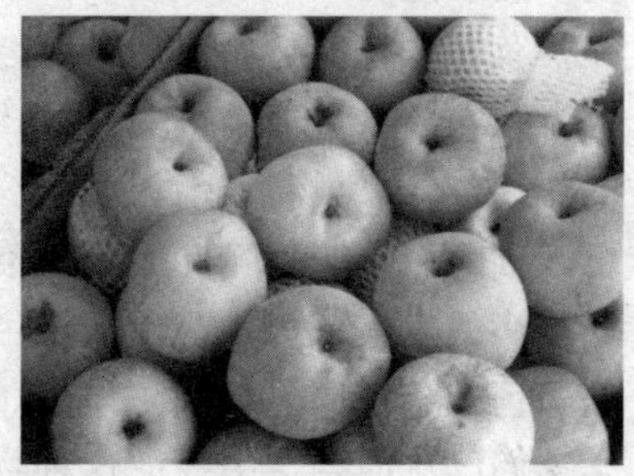

图 2－1

橘子

橘子含有丰富的维生素 C,可以阻止致癌物质亚硝酸胺的形成,尤其是对食道癌、胃癌、肺癌、喉癌具有预防的作用。相关的研究显示,橘子还有降低肝癌、心脏疾病、脑血管疾病和糖尿病的发病率的作用。除了橘子,防癌的水果还有猕猴桃、山楂、杏、梨、香蕉、草莓等。

西兰花和白菜花

西兰花和白菜花都属于十字花科,含有丰富的营养物质,如维生素 C、蛋白质、矿物质、纤维、碳水化合物等。比较而言,西兰花中维生素 C、胡萝卜素及叶酸的含量远远超过白菜花,其中维生素 C 含量高出白菜花 20% 左右,是洋白菜的 2 ~3 倍,是番茄的 5 ~6 倍;叶酸含量是白菜花的 2 倍左右;胡萝卜素含量是白菜花的 30 多倍;蛋白质、碳水化合物含量也高于白菜花。

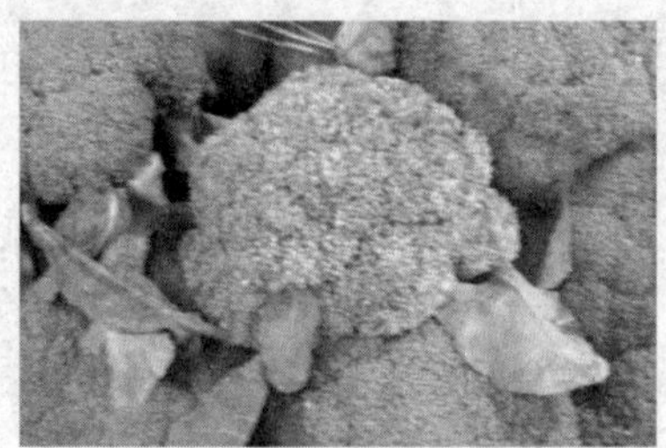

图 2 – 2

菜花味甘性平,健脾养胃,滋肾壮骨,可用于久病虚损、脾胃虚弱者。它含有多种维生素,其中维生素 C 具有很强的清除自由基的作用,对致癌物亚硝酸胺的形成有明显的阻断作用;维生素 K 可以预防血管壁因脆性大而破裂;黄酮类化合物又可以减少心血管疾病的发生;萝卜硫素具有很强的防癌抗癌的功效,尤其对乳腺癌、直肠癌、胃癌等有预防作用。西兰花中萝卜硫素含量更高,科学家们已从西兰花中提取这种物质用于癌症的预防和辅助治疗。另外,西兰花还具有杀死导致胃癌的幽门螺旋菌的功效。

蘑菇

蘑菇中含有大量的硒元素,其含量高且很容易被机体吸收。研究发现,微量元素硒能够有选择性地杀伤和抑制肝癌细胞,对正常肝细胞却没有明显影响。补硒可以

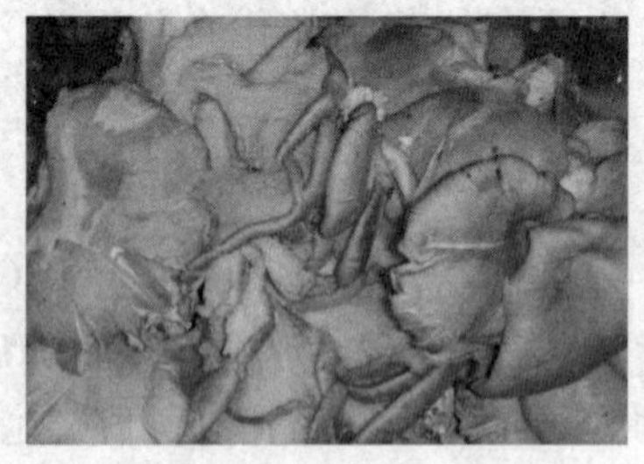

图 2 – 3

预防肝癌，但是人体内存储硒的能力很弱，因此需要经常食用含硒较高的食品，尤其是应酬较多、喜欢喝酒的人，更应该多吃点美味的蘑菇，补充硒元素，减轻肝脏的负担，保护肝脏。

此外，红薯可防结肠癌和乳腺癌，番茄可防前列腺癌和乳腺癌，胡萝卜、南瓜可防肺癌，大蒜可防结肠癌，等等。

■ 各系统癌症的预防与蔬菜水果的关系

日常饮食中大量摄取蔬菜水果，可比不摄入蔬果的人减少50%的癌症发生率。

1. 呼吸系统癌症与蔬菜水果的关系：欧洲1996年的研究报告显示，多食用山药、白萝卜、胡萝卜、番茄、柑橘、菠菜、青江菜、十字花科蔬菜等，可以减少呼吸系统癌症的发生率。很多研究资料显示，多摄入蔬菜、水果与预防肺癌有密切关系。美国及荷兰的相关报告指出，多吃水果、绿色蔬菜、十字花科蔬菜、番茄、胡萝卜等，可以降低罹患肺癌的几率。

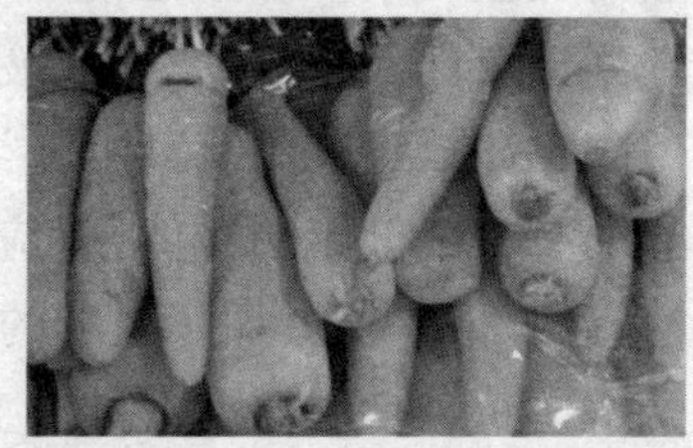

图2-4

2. 消化系统癌症与蔬菜水果的关系：消化系统癌症包括口腔癌、食道癌、胃癌、胰脏癌、胆囊癌、肝癌、大肠直肠癌等，据相关报告表明，多吃绿色以及黄绿色蔬菜，如菠菜、青江菜等，可降低口腔癌的发生率；而常吃腌制的蔬菜，例如酸菜、酱菜、咸菜等，极易引发食道癌。日本相关研究报告指出，黄色、绿色蔬菜，如黄瓜、油菜、小

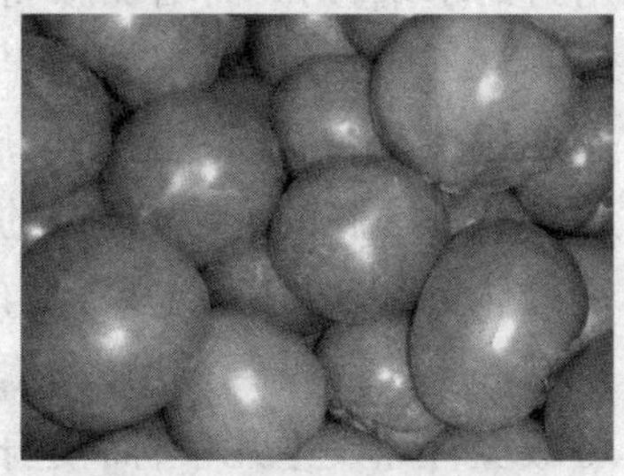

图2-5

青菜等,可以预防及降低食道癌的发生,中国、印度、伊朗、新加坡等国也都有类似的研究报告。20 世纪 80 ~90 年代大量研究证实:多食生菜比食用一般烹煮过的蔬菜更有抑癌作用,大约可以降低 20% ~50% 的癌症发病率。多吃蒜、洋葱、韭菜等辛香料食物,可以减少 20% ~60% 的癌症发生率,尤其对于胃癌更是有显著的预防效果。美国、加拿大、英国、法国等十个国家共同研究蔬果与癌症的临床实验结果显示,大量进食蔬菜水果可有效降低约 30% ~50% 的胰腺癌发生率,使自身的健康更有保障。1989 年日本的 Kato 研究报告指出,每天食用蔬果,或是每星期不少于三天食用蔬果,有预防细胞癌化的作用,尤其是水果以及香菇,可降低胆囊癌的发生几率。肝癌是我国死亡率较高的疾病,且男性患病的几率高于女性,其主要原因和疲劳、生活压力有关。当然,男性患病率高也和较少食用蔬菜水果类食物有关,导致营养方面较不均衡。想要有一个健康的身体,就应该从多吃蔬果开始。相关研究报告也指出,如果能增加每星期的蔬果摄取量,就能够降低肝癌的发生几率。每日食用至少一种以上的蔬菜水果,特别是杨桃、草莓等浆果类水果,可以降低直肠癌的发生几率。但是,若用罐头水果代替新鲜的水果,则反而增加患癌的几率。

3. 泌尿生殖器系统癌症与蔬菜水果的关系:泌尿生殖器系统癌症包括肾癌、乳腺癌、卵巢癌、子宫内膜癌、宫颈癌等,形体偏胖嗜食肥甘厚腻的人,患肾癌的几率就要比一般人高一些。保持合适的体重、多吃蔬菜水果,是预防癌症的有效途径。上世纪 90 年代有许多研究报告指出,香蕉、豌豆、胡萝卜、卷心菜、菠菜等食物,可减少肾癌发生几率,而使身体健康。乳腺癌是威胁女性健康的一大杀手,近 60 个国家的研究报告显示,蔬菜水果确实有预防乳腺癌的作用,生食又比熟食的效果好。单食洋葱就可以有效预防乳腺癌的发生,早期的乳腺癌病患,如果有进食蔬果的习惯,其疗效会更好。美国、法国、日本等国家的权威性研究报告显示，每天多吃绿色蔬菜、黄色蔬菜等，可以降低卵巢癌的发生几率，所以女性应该在日常的饮食中多注意蔬菜水果的食用量。美国医学家研究发现，多食用莴苣、胡萝卜、菠菜、番茄等食物，可减少患子宫内膜癌的几率。意大利及瑞士医学研究显示，多吃胡萝卜、新鲜水果可以降低癌症发生的几率。临床上，有许多事业有成、正处于花样年华的女士，因不幸染上宫颈癌而病逝，离开了所深爱的世界。而如果平时多吃绿色或深绿色蔬菜，例如绿花椰菜、菠菜等，就可降低宫颈癌的发生几率。

4. 内分泌系统癌症与蔬菜水果的关系：较为常见的内分泌系统癌症主要是甲状腺癌。饮食中如缺少碘的摄取，会增加甲状腺癌的发生几率。平时应该多食含碘较多的食物如海带、紫菜等，可以有效降低患癌症的几率。

■ 蔬菜水果防癌机理

人体维生素的摄入主要来源于蔬菜水果。蔬菜水果是低脂、低热量的食物，且含有抗癌成分，尤其是一些具有抗氧化作用的营养物质，如维生素 C、维生素 E、维生素 A（由 β—胡萝卜素转换而成）还含有钙、蛋白质、碳水化合物（如淀粉、糖、纤维）、稀有矿物质（铁、硒等）及生物活素等内含物。通过蔬菜水果的摄入，不但补充了机体对维生素的需求，预防了各种维生素缺乏引起的疾病，并且能有效增强机体的抵抗力、免疫力，降低癌症的发生几率。

蔬菜水果防癌机理详释于下：

蔬菜水果中含有大量的抗氧化物质，可以抑制氧根基的产生、减低氧根基的 DNA 致癌突变作用；所含生物活素可以进一步产生去毒酵素，降低外来致癌物对细胞内 DNA 的损伤；甲基中的叶酸盐，可减少染色体破坏；含有的大量植物性纤维和非淀粉、类糖类，能够降低糖尿病的发病率,并减少肠道癌症和心血管病的发生;低脂肪、低热量的蔬菜水果可以瘦身,这样可以避免肥胖,而肥胖也是导致癌症的一个因素;所含维生素 A 能够促进细胞成熟分化,具有防癌抗癌作用,而且是目前极受重视的化学抗癌药。

蔬菜、水果、谷类及豆荚类食物,除含以上物质外,还含有许多具有生物活力的微量元素:

葡萄糖盐基酸:在菜花、西兰花等十字花科蔬菜中,富含能对抗动情激素代谢物、阻止乳癌演化的葡萄糖盐基酸。

蒜葱素:蒜葱素的抗氧化作用,能够解除致癌物对胃壁细胞的影响。流行病学研究显示,胃癌死亡率偏低的地区,人们多有嗜食洋葱、大蒜的习惯。

植物皂素:与胆酸及胆固醇结合,具有抗癌作用。豌豆、黄豆、四季豆等豆荚类,存在大量植物皂素,其中以黄豆中的含量最多。

植物类脂醇:根据美国医学家的动物实验发现,喂食大白鼠 0.2% 的麦胚脂醇,能降低发生因化学药物引发的肿瘤,证明植物类的脂醇确实可有效降低癌症发病率。

多酚素:在茶叶中含有丰富的多酚素,可阻止因亚硝酸盐引起的癌化病变及因化学致癌物所引发的肺癌。

类黄酮素:类黄酮素具有特殊的抗氧化作用,能够增强细胞排出致癌物的功能。其中,一种名叫芸春醇的物质,可抑制某些致癌物的活性,从而阻止肿瘤生长。

芬芳无色之结晶体:在黍豆、甜苜蓿中含量高。据有关动物实验发现,芬芳无色之结晶体确实能有效阻止化学物质引起的肿瘤,特别是胃癌及乳癌,并可快速驱除致癌物质。

吲哚:吲哚可增强氧化作用,并且加强治癌药物停留在细胞内的作用,据动物实验证实,其确实可减低因不良化学物所引发的大老鼠肿瘤。

摄入过多的蛋白质和热量是增加患癌几率的原因之一,而蔬菜中除豆类外,几乎不含胆固醇、蛋白质及脂肪。根茎类蔬菜含有较高的热量,但大部分蔬菜的热量都不高,每100千克平均约25大卡。此外蔬菜中还含有大量维生素A、B、C、E及叶酸等,还有钾、磷、钙、铁、镁、硒等矿物质。这都是人体所必需的营养物质。

大家都知道维生素和矿物质的好处,但却很少知道蔬菜水果所含的维生素和矿物质,其化学成分是有别于其他维生素、矿物质的,它可以用来对抗疾病,有防癌效果。科学研究发现,蔬菜水果中的化学成分,可以明显抑制正常细胞向癌细胞的转变,并具有以下几种特殊功能:诱导癌细胞分裂使其由恶性逐渐转为良性,并且不再分裂及成长;阻断癌细胞分裂使其由恶性转为良性,并且不再分裂及成长;促进癌细胞走向凋亡,控制其成长;借助抗氧化作用,使人体内无时无刻不在的自由基不损伤正常细胞的基因,从而减少癌细胞的形成;阻断为癌细胞提供营养的血液供应,抑制其生长,避免癌细胞转移;可抑制讯号传递系统,延后癌化过程及抑制癌细胞的分裂与成长;可以降低雄性或雌性激素对细胞产生的作用,所以能够抑制与荷尔蒙相关的癌细胞成长;植物中的多糖可以增强T细胞、活化巨噬细胞、分泌肿瘤坏死因子,产生干扰素、白介素、淋巴细胞并促进抗体产生,提高免疫力,干扰癌细胞,抑制癌细胞的成长;因为膳食纤维不被人体消化吸收,可增加粪便的体积和重量,刺激肠道蠕动,将体内毒素排出;低热量,易有饱腹感,有助于体重的控制,所以可有效预防癌症。另外,纤维素也具有减少食物的消化、降低胆固醇及血管硬化等功效。

膳食纤维防癌机理

现代社会生活节奏加快,缺乏健康观念,不健康的饮食生活习惯,是慢性疾病的最大帮凶,使机体更易产生问题。而且癌症不像感冒、急性胃肠炎只是一时的细菌或病毒感染，它是一个长期积累的疾病，且目前没有疫苗可以预防。因此，预防癌症要从生活的一点一滴做起，首先要建立科学的饮食习惯，吃出健康，避免肥胖，并且要调整心态，开心快乐地过好每一天，进一步建立起健康科学的生活习惯，这是最有效的预防方式。预防癌症，低脂高纤的饮食习惯非常重要。

膳食纤维就是植物类食物中无法被肠道的消化酶消化吸收的纤维，这些物质有一少部分在肠道中会被细菌分解并产生一些热量，而大部分都会通过肠道排出体外。

膳食纤维可分为水溶性与非水溶性两种。水溶性的膳食纤维包括果胶、海藻胶、半纤维质等，含此类膳食纤维的食物有全谷类、蔬菜、水果、豆类等。非水溶性的膳食纤维包括木质素、树胶、纤维质、黏胶质等，含此类膳食纤维的食物有豆类、根茎类、蔬菜、水果等。

20 世纪 70 年代，一位在南非行医多年的英国外科医师 Dr. Daniel Burkitt 发表了直肠癌的流行病学报告，指出许多慢性病如肠癌、胆结石以及心脏血管狭窄症等，多高发于白人较多的西方国家，很少发生于当地黑人。经过深入的研究，发现当地黑人与白人在饮食上有所差别，黑人常吃的芋头与菜根中，含有大量的纤维素，因此通便的次数较频繁；而白人进食多以肉类为主，常发生便秘的困扰。由此，他提出常食纤维素可以降低癌症发病几率的观点。

为了证实纤维素与癌症的关系，他进行了流行病学研究、动物实验及临床实验等，得到一致的结论：摄取多量的高纤食物，如蔬菜、水果、全谷类等，不但可预防直肠癌，而且可减少食道癌、乳癌、腺癌、胃癌、子宫内膜癌以及卵巢癌的发生。

膳食纤维抑制癌症的原因

膳食纤维的功能:(1)保持体重;(2)预防便秘;(3)预防肠憩室炎;(4)降低血管硬化几率;(5)控制血糖上升速度;(6)减少胆固醇吸收;(7)降低癌症发生率。

相关研究表明,纤维质的防癌功效,与多种因素的影响有关,例如食物准备过程、储藏方式、发酵与否、水溶性或非水溶性等。因此,我们无法预估日常饮食中纤维质的实际功能。高纤食物所具有的防癌作用,还有赖多种其他微量成分的配合、互动。

关于纤维的防癌作用,下面主要从非水溶性和水溶性两大类来探讨:

(1)非水溶性纤维能够将致癌物稀释。

非水溶性纤维包含木质素、纤维素,还有部分的半纤维素。这些物质并不会被肠内的细菌发酵分解,它吸收水分后,会使粪便体积增加,从而稀释致癌物的浓度。此外还能增加粪便量、刺激肠道蠕动,使排便顺畅,从而避免便秘的发生。大便通畅,粪便等脏物质在肠道停留的时间就会减少,因此可减少致癌物质在肠内产生的机会,降低结肠癌、直肠癌等的发生率。

(2)水溶性纤维可以改善肠内生态。

水溶性纤维包含黏质物、胶质、果胶以及部分的半纤维质。水溶性纤维的成分可以被大肠中的细菌发酵,而具有下列几方面防癌功效:

改善肠道细菌的生态,增加有益细菌,这些细菌可以增加粪便体积(甚至占一半体积)。

调节内分泌。研究证实,高纤饮食的女性,血中二氨基女性素数值较低,而粪便中有较高的动情激素含量;此外,细菌分解纤维后产生的木质素也具有抗动情激素的功用,这就可以说明高纤食物有预防妇科肿瘤的疗效。

在肠内厌氧菌的作用下，产生短键脂肪酸，后者具有维持大肠黏膜正常分化和抑制癌细胞生成的功能。

那么膳食纤维具体可以预防哪些癌症呢？是否有实验室及临床的证据？研究证实，膳食纤维对以下癌症确具预防作用：

(1)肠道肿瘤，如结肠癌、直肠癌。前面已经讲过，膳食纤维是一般不易消化的食物营养素，主要来自植物的细胞壁，含有果胶、木质素、纤维素、半纤维素，吸水性较强，可使粪便的体积增大，刺激肠道的蠕动，减少有害物质在体内的蓄积和再吸收，木质素和肠道中的化学物质有交换作用，能够吸附有毒物质包括致癌物，因此可以预防结肠、直肠癌。

美国癌症中心曾对2000位35岁以上有割除息肉病史的健康男女进行试验，主要是食用低脂高纤食物，外加一天5~8次的增加蔬菜水果的饮食。结果发现，食物中的脂肪与纤维素有相互作用，以高脂(30%全热量)高纤维(30g/天)食物为例，加钙的牛奶会降低大肠癌的罹患率；麦糠皮的纤维素可抵消脂肪对肠肿瘤的促进作用，并降低粪便毒物所产生的基因突变或稀释粪便中的胆酸，减少致癌率。

(2)乳腺癌。上世纪90年代初Shankar等研究指出，纤维素与乳癌成因的关系非常紧密，比脂肪更明显。膳食纤维与乳腺癌关系密切，尤其是谷类食物与降低乳腺癌的发生率更是密切相关。

相关动物实验证实，以膳食纤维作为大白鼠的主食，可以使大白鼠患乳腺癌的几率明显减少，其主要原因为高纤维食物降低了老鼠的性激素与其前趋物质，所以高纤维食物可以降低患与荷尔蒙有关的癌症几率。另外，高纤维食物内含植物类雌激素及其他的动情激素，会竞争动情荷尔蒙的受体，从而减少致癌率。

富含膳食纤维的食物

(1)常用粗粮类

常用粗粮类多是人们的主食,其中稻米是东方国家的主食,西方多以麦类为主食,而一些美洲国家则以玉米为主食。此外还有小米、高粱、大麦、燕麦、荞麦、薏仁等谷类,均为常用粗粮。

谷类中含有丰富的糖类,所以是人体热量的主要来源,其中也含有少量的蛋白质,因为谷类的食用量大,所以也提供了部分植物蛋白质的来源。另外,谷类还含有维生素、矿物质、膳食纤维等,尤其在胚芽及麸皮中含量最多。在人类食谱中,五谷类中膳食纤维含量巨大。

不过随着人们生活水平的提高,越来越讲究口感精细化,这导致食物加工过程的精细化,含有膳食纤维、维生素等成分的部分被清除。这样虽然食物口感精细,但营养成分缺失。其中维生素及矿物质的作用已为人们所熟知,可以通过其他渠道补充,但膳食纤维部分却往往被忽略。纤维素可以增加胃肠蠕动,有助于食物残渣的排泄,使人体保持出入平衡,而精细食物是做不到的。因此,如果这样的饮食习惯得不到及时纠正,就会影响健康。肿瘤对于正常的人体组织,犹如异物,阻碍正常的气血运行,如果此时仍不能有正确的饮食习惯,比如进食纤维减少,单纯追求高营养,而忽略了残渣及废物的排泄,就会使肿瘤发展加快,更早的出现压迫及梗阻症状。

常用粗粮类膳食纤维的含量(每100克)如表2-1:

食物名称	膳食纤维(克)
全麦面粉	6.2
精制面粉	3.0
燕麦片	4.7

续表

食物名称	膳食纤维(克)
荞麦仁	4.21
白米	0.71
胚芽米	2.5
薏仁	5.7
燕麦	12.4

(2)豆类

我们所说的豆类就是豆科植物的种子,有上万种之多;而人类培育用作食物的豆类通常有大豆、蚕豆、豌豆、绿豆、红小豆、豇豆、扁豆、利马豆、鹰嘴豆等十几种。豆粒集中并浓缩了非常优质的营养素,特别是蛋白质、脂肪、碳水化合物、矿物质和维生素。

豆类的蛋白质含量很高,大豆的蛋白质可达35%以上,比谷类高2~4倍。在中国人的膳食结构中,豆和豆制品是优质蛋白质的重要来源。豆类的另一个营养特点是它含有较高含量(15%~20%)的优质脂肪——大豆油。豆油中的不饱和脂肪酸占到了85%,特别是亚油酸——人类必需脂肪酸达到50%以上;豆类脂肪中的磷脂和维生素E都很高,这样的植物油不仅可以供给能量,还有利于降低血液中的胆固醇。

豆类食物中的B族维生素和铁、钾、钙都是人类营养的较好来源。而大豆中对人类具有保健价值的其他成分如大豆异黄酮、皂甙、大豆低聚糖、大豆磷脂、豆胶,甚至于过去认为无用的大豆皮纤维,现在都越来越引起人们的重视和利用。但大豆皮纤维在食物的加工中多被剔除,其后果与前面提到的谷类是一样的。因此,我们应该减少大豆的加工,少吃大豆的加工品。

表 2-2　豆类食品膳食纤维含量(每 100 克)

食物名称	膳食纤维(克)
豌豆	3.2
豆浆	3.1
黑豆	18.68
毛豆	5.4
黄豆	13.9
红豆	12.8
绿豆	12.1
传统豆腐	0.59

一定量的脂肪摄入有益于健康

提到脂肪,人们很容易把它和肥肉、油脂等联系起来,认为脂肪是人类许多慢性病如肥胖症、高血压、高血脂、糖尿病与冠心病的罪魁祸首,却很少想到脂肪究竟是什么东西,它在人身体中起什么作用。其实,对于机体来说脂肪也有许多重要的功能,是身体不可或缺的营养素。脂肪还可以为食物增添风味和口感,提供味觉上的乐趣。所以,我们只需将饮食中的脂肪量控制在适当的范围内,并不需要完全排除脂肪。一般而言,饮食脂肪量占每日饮食热量的 20% ~30% 是最恰当的。成年人每天需要的食物热量,女性约为 1700 ~2000 大卡,男性约为 2100 ~2800 大卡,那么每日所需的脂肪含量约 40 ~70 克。

如果要对每样食物中脂肪的含量进行仔细的计算是件很麻烦的事,其实最容易也最简单的控制脂肪的方式,就是遵循均衡饮食的健康生活方式,吃的健康本来就是一件很自然的事。

肥胖与肿瘤的关系

随着生活水平的提高,肥胖症呈逐年递增趋势。据统计,肥胖症在发达国家占成年人口的30% ~40%。肥胖对人类健康的威胁早已为世界所瞩目,随着医学健康知识的普及,越来越多的普通百姓也开始逐渐意识到肥胖给人类带来的危害。据相关统计研究表明,因病致死的患者中有15% ~20%有肥胖症。肥胖症是心脑血管疾病及内分泌疾病,特别是冠心病的发作原因。多数高血压患者同时还患有肥胖症。肥胖症对糖尿病特别是晚发性糖尿病有直接影响,因为肥胖症者血液内胰岛素浓度比常人高许多。

国际肥胖标准

一个人的标准体重(kg) = 身高(cm) - 105,肥胖度 = (实际体重 - 标准体重) ÷ 标准体重 × (±100%)。体重超过标准水平谓之肥胖。

肥胖度在±10%之内,称之为正常适中。

肥胖度超过10%,称之为超重。

肥胖度在20%~30%,称之为轻度肥胖。

肥胖度在30% ~50%,称之为中度肥胖。

肥胖度超过50%以上,称之为重度肥胖。

肥胖度小于~10%,称之为偏瘦。

肥胖度小于~20%,称之为消瘦。

肥胖易引发肿瘤

肥胖与机体免疫力也有关系,只是大家很少注意。大腹便便的肥胖者,细胞免疫功能一般会有所下降,大都有高胆固醇血症和高胰岛素血症,其中高胆固醇血症可导致人体巨噬细胞膜的胆固醇含量升高,使巨噬细胞吞噬细菌、病毒等病原微生物和异物的功能下降。同样,具有免疫功能的淋巴细胞,也会因细胞膜胆固醇含量过高而使其功能受到抑制。此外,胰岛素也可抑制巨噬细胞、中性粒细胞及淋巴细胞的免疫功能。此外,胰岛素还可促进细胞增殖,如果体内有癌细胞出现,它也会促进其增殖。因此,高胆固醇血症和高胰岛素血症使体内免疫细胞活动受到抑制,导致免疫系统对癌细胞的识别和清除能力减弱,这就是肥胖与肿瘤发生联系的关键所在。

有关资料表明,肥胖者的恶性肿瘤(如子宫癌、乳腺癌等)发生率高于非肥胖者 3.4 ~5 倍,而且即使同是乳腺癌或其他恶性肿瘤患者,肥胖者癌组织的浸润程度也较非肥胖者要高。科学家用小鼠做了一个实验,他们把一种容易发生乳腺癌的小鼠分为两组饲养,一组任其自由摄食,因营养过剩而肥胖;另一组则限制食物,令其体重正常,结果前者乳腺肿瘤的自然发生率高达 87.9%,而后者则完全抑制了肿瘤的发生。

因此,适当控制体重,减少肥胖,就可以减少肿瘤的发病几率,即使对于肿瘤患者,控制肥胖也可以减缓肿瘤的发展。

营养缺乏会加速肿瘤生长

但是,控制肥胖不等于营养不良,所谓过犹不及。不少肿瘤患者忧心忡忡,担心肿瘤会长得更快而不敢吃高营养的食物。在此,笔者可以明确告诉大家,盲目节食、不食营养品会导致营养缺乏,更会使患者的抵抗力下降、助瘤生长,最终导致一系列可怕的并发症,加速癌患的病情恶化和死亡。

肿瘤的常见并发症之一就是营养不良,特别是肿瘤后期。有关数据表明,在我国的肺癌、胃癌、肠癌和胰腺癌患者中,营养不良的发生率居高不下,达 70% ~80%,其中 22% 直接死于营养不良。

因此,加强肿瘤患者的营养很重要。癌患存在不同程度的消化道症状，如厌食、恶心、呕吐等，应及时用中药调理脾胃，改善消化道症状，改善食欲，加强消化功能，均衡饮食，注意补充富含膳食纤维的食物，使食物在人体保持出入平衡，正常的营养及时得到补充，废物顺利排泄。这既是肿瘤患者的中和饮食之道，也是中医治疗肿瘤的不二法门。

三、癌症与心理

患者心理变化

肿瘤患者的心理状态，按照其发生机理，通常可分为以下三种：

第一种心理反应是：恶性肿瘤是绝症，是不治之症。随着病情发展及转移，肿瘤引起的浸润破坏或压迫相应组织细胞结构，直接导致一些精神心理症状，如定向、记忆、判断、感知和思维出现障碍，甚至呈“谵妄”状态。此外，治疗过程中肿瘤异常分泌也会引起神经生理改变，出现神经系统症状（癫痫发作）及精神症状（包括焦虑、抑郁、幻觉、躁狂、智能障碍等）。此种心理状态的改善主要在于治疗原发病，以对症治疗及心理调试为辅。

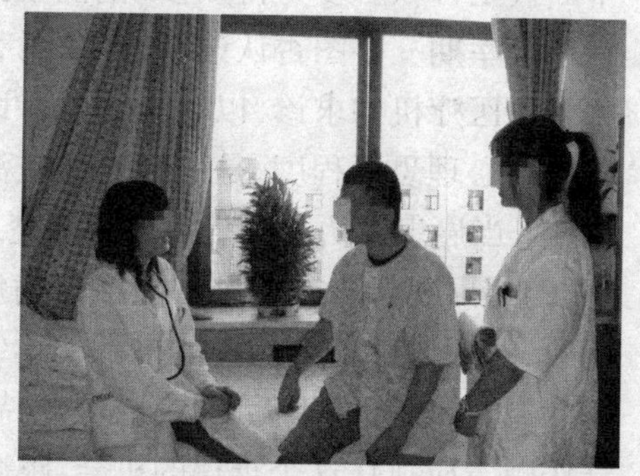

图 3－1

第二种心理反应是：个体性格所致。《黄帝内经》中提到过五行人，即把人群按照金、木、水、火、土五行的性质分为五大类，不同人群具有不同的性格，同一人群易患同一类的疾病。肿瘤患者易产生压抑焦虑的心理，且难以自控。本性虽然难以改变，但通过自然环境及人文环境的改变，人的性格也是可以适当改变的。

第三种心理反应是：不同癌患对恶性肿瘤的不同认知态度。许多患者在知悉肿瘤的诊断后，会出现焦虑、抑郁反应，而约4%左右的癌患被吓得心理崩溃。癌患对恶性肿瘤的恐惧使其神形俱伤，心如死灰，轻者郁郁寡欢、沉默寡言，重者悲观厌世，甚至发生过激行为。癌患的情绪障碍发生几率极高，有研究显示，癌患一旦明确诊断结果，即产生不同的情绪应激反应，整个过程一般呈4个阶段出现，即惊恐期、侥幸期、绝望期和理性期。

惊恐期　看到诊断结果，顿时感到万分惊恐，不知所措，思维中断甚至昏厥。多为得知诊断结果数小时或数日。

侥幸期　妄图否认诊断，存在侥幸心理。怀疑诊断结果，常常去多家医疗机构求诊，以求否认这一既成事实。这种行为可降低癌患的心理恐惧程度，是一种对抗应激或创伤状态下的心理应激反应。当癌患经历了得病后各种痛楚后，即能正视现实，但存在幻想，幻想出现新药或新方法能根治病痛，甚或出现奇迹；四处询医问药，希望通过各类检查能推翻初诊结果。当临床上出现此种心理状态时，癌患处于无助状况，因此特别容易接受医生的劝慰、遵守医嘱。应抓住这个难得的机会，跟病人做好深层次的沟通，激发其动力，确定一个奋斗目标，仍可争取良好的疗效。应极力避免幻想破灭，从而产生绝望情绪。

绝望期　病情进展恶化，出现各种并发症，治疗乏效，不断产生恐惧和绝望心理，难以接受家人及医护人员的劝慰，极易产生孤独和被遗弃感，如对疾病痛苦的恐惧、对治疗的恐惧、面对死亡的恐惧等。癌患出现恐慌、警惕甚至挑衅性行为、攻击性行为等，情绪上表现为焦虑、抑郁甚至躁狂。此时医生仍应充分发挥人道主义精神，关怀患者，听其倾诉，允许其通过适当的方式发泄愤怒情绪；让最亲爱的家人陪伴，增强其生活信心和人身安全感。

理性期　经历上述三阶段后，有些患者仍无法平静，而有些患者则在医生治疗、家人安抚下心理逐渐得以调适，情绪平稳，对病情有了理性的认识，能够接受现实，承认自身角色，愿意配合治疗。其已明白只有通过自己及医生共同的不断努力才能有效延长生存期、提高生活质量。

■ 患者心理调适

癌症患者的心理复杂多变，极易失控。医生应该充分认识到这一点，才能进行更系统更有效的治疗，使治疗方案得以顺利实施。患者也应充分认识疾病的特点，在战略上藐视它，在战术上重视它，逐渐增强自己战胜病魔的信心。此外，医生还可为癌患做心理测验，客观评估其心理问题，而后有的放矢地予以治疗和疏导。

传统心理医学对于人体心理的分析十分详细，经常用数据和表格说话，但其对于人体心理与疾病的密切关系的认识仍不够充分，因此其心理调适工作更多的是为了改善肿瘤患者的生存质量。祖国医学认为“忧思气结”，忧郁过多、愁闷不解、心境抑郁、情志不畅等，均可导致气机郁滞。气行则血行，气滞则血瘀，痰火湿毒凝结是引发肿瘤的重要原因，也是促使肿瘤发展的重要原因。因此，通过有效的心理治疗及中医治疗，不仅能够改善生存质量，而且可以预防肿瘤，也可以抑制肿瘤的发展，使人瘤共存，延长生存期。

四、癌症的传统治疗

■ 传统治疗模式

手术、放疗、化疗、伽马刀、氩氦刀及使用中西抗肿瘤药等治疗方法，还有所谓“烫死”、“冻死”或“饿死”、“毒死”等治疗思路，一厢情愿地想将癌细胞斩尽杀绝，应用“以毒攻毒”等陈旧的方法来治疗疾病，没有创新意识和突破性进展。所以，时至今日，人类仍不能彻底地战胜癌症。

■ 传统治疗的误区

一方面，医生往往偏重手术、放化疗或杀瘤毒药物治疗，偏重局部用药、西医药，偏重病灶治疗，相应地轻视了带瘤生存的治疗，轻视整体用药、中医药，轻视食疗，轻视生存质量，因而影响了治疗效果。

另一方面，患者往往是临时抱佛脚、病急乱投医，得不到真正的专家诊治，轻信个别医生的建议，轻信广告的蛊惑，对近远期疗效没有识别能力等等，因而贻误治疗。

就目前而言，手术、放疗、化疗等技术都是一种不成熟的治疗手段，其实许多肿瘤患者是不适合这些治疗的，但在医生的指导下仍坚持手术、放疗、化疗，治疗的同时，也激活了原本沉睡的癌细胞，使其逐渐增长。

事实上，某些肿瘤对放化疗并不敏感，但许多临床医生却对此缺乏足够的认识，觉得如果不继续做放疗及化疗，就是没治到位，就是遗憾。结果治疗以后，反而导致癌患免疫功能下降，不但控制不了肿瘤的发展，反而更容易复发转移。如果化疗剂量没掌握好，还会引起心、肝、肾等多种脏器的损害。

还有很多患者发现肿瘤初期，已经进行了根治性手术，将肿瘤切干净了，可手术后不久就发生了复发及转移，此时若能及时采取中西医结合治疗，仍能提高生存率，改善生活质量。

从以上分析我们可以看出，在肿瘤治疗方面确实存在很多误区，这些误区有的是患者的原因，但更多的是限于目前的医疗科学水平及传统治癌理念造成的。

如果治癌手段给癌患带来的痛苦远大于癌症本身，且不能相应提高生存质量、延长生命，就失去它原本的意义了。因此我们倡导，为了尊重生命，必须开展一场癌症治疗革命。

■ 治疗过度　南辕北辙

许多临床上的患者，草率地接受传统的过度治疗，如“以毒攻毒”之手术、放化疗等疗法，欲把癌细胞斩尽杀绝，遍访新药和偏方，毒药杀癌。可是，如此不择手段，无所不用其极，人体正气必然受损，肿瘤病情仍然无法有效控制，发生了转移，不久患者就辞世了。杀伤肿瘤的许多疗法对健康人体也有很大伤害，因此选择治疗策略的时候，一定要反复斟酌，尽量让肿瘤和人体达到和谐共处状态。否则，因治疗过度而致死亡，正所谓“欲速则不达”。

根据相关报道，尽管人类经过上百年的努力，试图彻底攻克癌症这一顽症，但时至今日，发达国家癌症的治愈率仅接近50%，发展中国家癌症治愈率则更低，如治癌方法不妥，等于变相杀人。那些未能治愈的中晚期患者本应及时转变治疗理念、调整战略战术，及时予以带瘤生存指导治疗和合理的医疗护理，但由于陷入传统观念的误区，只知道一味地将癌细胞赶尽杀绝，在“过度治疗”后，仍无休止地手术、放疗、化疗，不但增加了痛苦、加速了死亡，而且也增加了不必要的家庭和社会负担。

五、癌症治疗新观念

治疗得当是生命质量的保证

早诊早治，以及肿瘤本身的分型、分期和科学合理的治疗，直接影响预后，医生能否为患者行“个性化处方”、“个性化治疗”，是最为关键的。个体化治疗方案没有最好的，只有最适宜的。其实即便是中晚期癌患，若治疗得当，甚至比早期但治疗不当的癌患生活得更好。临床上这样的病人我们这里有很多，本来是垂死的病人，由于获得了带瘤生存指导下的正确治疗，结果比自己病情轻的其他病人多活了好几年，生活质量也大大改善。

由于人体具有气血阴阳不同的体质，而病情又有缓急长短不同的进程，因此，对不同时期的癌症病人，其抗击肿瘤的道路不可千篇一律，硬套固有模式。做好肿瘤防治，需要根据不同人群体质和病情，开出个体化的治疗处方。下面以非小细胞肺癌和乳腺癌为例加以说明。

非小细胞肺癌：在所有肺癌患者中，非小细胞肺癌的诊断相对比较困难，发病率和死亡率也很高。因此，这类患者迫切需要通过多学科的有机合作，制定个性化治疗方案，以提高生存率。手术、放化疗这种过度的探索性治疗，只适合于非小细胞肺癌的早期治疗。一般来说，治疗方案的选择取决于多项因素。比如，对于I/II期非小细胞肺癌的患者，可以采用中药扶正抑瘤与伽玛刀术切除相结合的方法增加治愈机会。而对于不可切除的 I－IIB 期非小细胞肺癌患者，尤其是无其他疾病的患者，全身化疗与中药扶正排毒抑瘤相结合的治疗，也是一种值得探索的、有望延长生存期、减轻症状并改善生活质量的标准治疗策略。可通过化疗药物如泰索帝来帮助患者寻求治疗的平衡点，兼顾疗效和副反应，提高其生活质量。而中晚期、年老体弱的非小细胞肺癌患者，首先应选择"带瘤生存"理论指导下的中医中药治疗措施。

乳腺癌：对早期乳腺癌患者来说，手术是十分重要的。为了更彻底地治疗早期乳腺癌并降低外科手术对乳房的损伤，医生可在术前采取化疗，称为新辅助化疗，可提高保乳率。但辅助治疗需采用个性化处方，中医辨证治疗需因体质不同而用药不同。乳腺癌术后结合中药并配以辅助化疗十分重要，可显著降低肿瘤的复发风险，提高病人的生存率。

■ 治疗的革命："带瘤生存"新思路

所谓带瘤生存，就是在无法将肿瘤从机体中清除的前提下，只好后退一步，不去一味地寻求消灭肿瘤，而是通过改善体质，适当抑制肿瘤发展，保持人病共存。"退一步海阔天空"，这种理念看似消极，实际上是以退为进，可以得到比所谓的积极治疗更乐观的结果。"带瘤生存"的对象是被确诊为中晚期癌症（尤其是五脏癌肿）的患者。现有的传统治疗方法如手术、放化疗及"以毒攻毒"的中西药物治疗，已不能有效地对中晚期癌症患者起到减少痛苦、延长生命的作用了，而且最终会导致病人癌细胞与免疫细胞的比例更严重失衡而倒置，加速复发和转移，不仅杀瘤不成，而且反受其害。过度治疗对患者的伤害与癌细胞对患者的伤害相比，有过之而无不及。面对人类目前尚无法攻克癌细胞的现实，治疗上不如与癌"和谐共处"，所以我们主张"带瘤生存"，强调要全面发挥中医药治癌的最大优势，增强免疫力，调整机体内环境，有效提高生存质量，延长生存期。

“带瘤生存”的治疗在当前的医疗水平下，无疑是一种最佳选择。即便是早期癌患，“以毒攻毒”的治疗也应慎用，以防止扰乱人体免疫系统，应视癌患个体的体质和病情而定。当机体免疫保护功能大于肿瘤扩散能力，使癌细胞长期“静止”、“休眠”，身体则会处于临床治愈的健康状态。

“带瘤生存”是中晚期癌患得以长期生存的出路，争取“带瘤生存”是临床医生及癌患在抗癌治疗过程中的一种实事求是的态度。临床经验告诉我们，“带瘤生存”只有靠有效的抗肿瘤治疗（非局部治疗）方能实现。中晚期癌患，即使出现大量胸、腹水或肝转移、骨转移等情况，如能及时进行有效的全身抗肿瘤综合治疗，大部分患者仍可长期“带瘤生存”。

五年生存率

平时，大家在评估疾病治疗效果时常使用“有效率”、“治愈率”等词汇，但对于肿瘤的疗效评价，最常用的是五年生存率的概念。为了统计癌症病人的存活率，医学界用比较各种治疗方法优缺点的方式，采用大部分患者预后比较明确的情况作为统计指标，定义为五年生存率。“带瘤生存”的疗效评价也是应用五年生存率。

五年生存率指罹癌者经各种综合治疗后生存五年以上的比例，有一定科学性。肿瘤经治疗后，一部分可转移、复发，一部分人可因肿瘤晚期而死亡。转移和复发大多发生在根治术后三年内，约占80%；少部分发生在根治术后五年之内，约占10%。因此，各种肿瘤根治术后若五年内不复发，则再次复发的几率就小了许多，故常用五年生存率来证实各种癌症治疗后的成效。坚持“带瘤生存”的治疗，一定要巩固治疗，定期检查，抑制扩散，这样即使有转移和复发，也能将疾病控制在最佳状态。另外，也有用三年生存率和十年生存率来证实疗效的。

“带瘤生存”新思路是治疗的革命

随着科学技术的进步和医学研究的不断深化，对于肿瘤的治疗已经进入新阶段，不断产生新的观念。

传统的抗癌理念认为，“治愈癌症必须把最后一个癌细胞杀死或清除”。为此，人们采取了扩大手术、强化化疗和根治性放射等疗法，把“无瘤生存”当作治疗的唯一终极目标，然而其结果却不尽如人意。所以，重视整体系统调控、癌症疗效的评定及追求“长期带瘤生存”，逐渐为医界和广大癌患所关注。中医药的作用逐渐被认识，神秘的中医药延长了越来越多的癌患生存期的事实告诉我们，“生存率”才是疗效评定的标准。

18 世纪初，Leoran 等人提出了“肿瘤是局部病变”的概念，从此肿瘤的手术治疗手段开始应用于临床。1858 年德国病理学家 Virchow 首先提出“癌是细胞疾病”，从而逐渐产生了应用放射治疗及化学治疗等方法来破坏、杀伤癌细胞的治癌方式。到了 20 世纪 80 年代，科学技术的发展使人类逐步认识到：癌的发生发展是因控制细胞生长增殖机制的失常而引起的，人体正常细胞在一定条件下可以转化为癌细胞；癌细胞在一定条件下，经过诱导分化，可重新向正常细胞转化。从此，治疗上开始强调提高机体免疫和调控力，尽力促使癌细胞诱导分化为正常细胞。这一方法应用于临床后，癌患的缓解率和长期生存率才大幅提高，这也为带瘤生存治疗理论提供了科学性依据。

1994 年，加拿大 Sichipper 教授对 50 多年的肿瘤临床、实验室和流行病学的现象和经验作了系统分析，借鉴现代分子生物学和传统观念，提出了五项肿瘤认识的新观念：(1)癌变过程的特点是调控失常；(2)癌细胞的结构大部分正常，其恶性特征是由于环境和少数基因改变的结果；(3)癌是一个发展过程而不是形态学实体；(4)癌变过程有潜在逆转可能；(5)杀伤治疗产生的副作用，能破坏机体的正常反应性,使本已失衡的机体调控系统更加混乱。Sichipper 教授认为:癌瘤细胞只是机体生物学信号网络的一个组成部分,而肿瘤来源于宿主体内,是人体信息传递和调控失常的产物。应用手术、放疗、化疗等“杀伤”的方式,可使肿瘤暂时消退,但不能纠正机体的免疫调控紊乱,因此就难以治愈肿瘤,而且这种方法大都有免疫抑制的副作用,不利于肿瘤患者的预后。由此他提出三点推论:(1)有效的治疗,并不需要肿瘤的完全消退;(2)癌的自然增长速度是可变的;(3)机体的反应性,对癌症的治疗最为重要。“它山之石,可以攻玉。”这三个推论,为我们认识中医药治疗恶性肿瘤,达到“长期带瘤生存”这一疗效,提供了强有力的理论根据,也为我们对中医整体观点治癌机理的探讨提供了坚实的科学思路。

中医辨证论治与现代循证医学观点可谓殊途同归,要重新对癌症进行认识。癌症作为慢性病,像糖尿病、高血压、心脏病长期“带病生存”一样,只要治疗得当,癌患也可以在“带瘤生存”中获得较好的生活质量。2006 年国际中医药肿瘤学术大会执行主席周宜强教授说,当今治癌理念发生了根本性转变,以前的治疗模式是“以疾病为核心”的最大程度杀伤肿瘤,这种模式正在向“以病人为核心”谋求更好生活质量的人性化治疗模式转变,体现出“以人为本,带瘤生存”的理念。如果“以病为本”,忽略了“以人为本”,则属本末倒置。事实上肿瘤不是局部病,而是伴随肿瘤扩散和转移的全身消耗性病变。但是,仍有部分医生和癌患由于认识水平的限制,倾向于大肆放化疗治疗,希望把肿瘤斩尽杀绝。为达到此一目的,癌患还要强忍治疗痛苦,手术越做越大,化疗药物越用越强,剂量越用越大,导致人体免疫功能被打垮了,可肿瘤却越战越勇并以几何速度迅速发展,出现了“生命不息,化疗不止,死而后已”的惨痛局面。

无数事实令我们警醒，经典的“彻底杀灭肿瘤”的治疗模式，极易造成肿瘤的过度治疗，在强调全面健康新理念的今天，在肿瘤治疗观念已经发生巨大转变的今天，这一治疗方式已经明显不能满足人们的需要。目前国际上已将提高肿瘤患者生存质量、延长生存时间作为评价治疗效果的重要指标，列入肿瘤疗效评价标准。所以，在许多癌症仍无法根治的情况下，不如把癌症变成能够控制、不会致命及可与人体共存的慢性疾病，即“带瘤生存”。就像许多慢性病那样，如糖尿病、原发性高血压病、脑血管病及慢性支气管炎等虽然不能治愈，却可防可控，患者能够长期生存。只要做到正确治疗，肿瘤患者就能达到提高生存质量、延长寿命的目的。

“与瘤共存”对于建立在以整体观念为基础上的中医学来说，更容易理解。在癌症的发病过程中，人体内“正邪相争”的局面始终贯穿其中，正气的盛衰直接影响预后。中医观念里，正气就是生命，所以治疗的目的就是维护正气。只要正气内存，虽有邪气为害，却不能肆意妄为而有所收敛，这样正邪共存，人体亦得存。治疗时必须权衡机体与肿瘤“整体与局部”间的关系，辨证施治，对症下药，最终达到“减轻癌痛、延长生命”的目的。

“带瘤生存”以医学解剖材料为依据而证明其可行性。据特茅斯大学临床医学尸体解剖的结果表明：在 60 岁 ~70 岁的男性中 46% 发现患有前列腺癌，而 40 岁 ~50 岁的妇女中 39% 的妇女乳房内存在肿瘤。而这些癌瘤的体积很小，也没有出现任何临床症状，更没有扩散，如果他们被确诊，并接受传统的“以毒攻毒”治疗，其结果可想而知，绝大部分患者是活不到其实际的天年的。临床统计报告的结果证实：该相应年龄段中乳腺癌和前列腺癌的发病率只有 1% 。尸体解剖发现，几乎所有 50 岁 ~70 岁的人甲状腺内有微型肿瘤，而目前临床报告甲状腺癌的发病率是1.5% 。实际上成年人身上，多少都有肿瘤存在，只是它们多数未被发现、未被确诊为"癌症",因此,这些人是处于不自觉的"带瘤生存"状态中的。

治癌方法及原则

治癌三法

我们倡导癌症治疗的科学新模式,是指在治疗方面要科学系统地全面考虑,标本兼治,抓主要矛盾的同时辨证地实施整体治疗。

第一,心理疗法。

许多癌患不懂医学常识,患了癌症只会感到恐惧异常。可偏偏有的医生缺乏和癌患沟通的策略,直截了当告知其得了癌症,命不久矣,想吃什么就吃什么吧。结果患者听了,别说吃什么了,身心全面崩溃。心理障碍没有解除,就开始吃药打针,必定是达不到最佳效果的。因此我们认为,当今治疗癌症的第一个革命就是改变医生的观念,同时提高职业道德素质,真正关爱癌患,通过心理疗法,消除其心理障碍,使其重树生活信心。家属也应从身心上全面地照顾好他们,做好亲情支撑。

当然,最重要的还是癌患本人的心态,需要十分有信心、有毅力接受治疗。很多病患在癌症确诊后万念俱灰,坐以待毙,不敢面对疾病的痛苦,没有活下去的勇气。其实,很多患者对于癌症仍然没有充分的认知,对癌症的认识还停留在"不治之症"的老观念里。目前,许多癌症患者可以长期生存,像正常人一样生活。只要治疗得当,长期生存不是梦。

第二,整体疗法。

针对每个癌患的具体病情和体质,制定个性化的治疗方案。对于早、中期尤其是非五脏癌肿,能手术的就该手术,较敏感的可考虑伽玛刀这样有的放矢的放疗治疗。但无论哪一期的癌肿,都应采用中医整体治疗方法。我们应将癌肿的发生理解为全身免疫机能失调导致局部细胞异常增生的疾病。此时的治疗,就像是治理一个国家,国强则贼王少,国破则贼王起。但有的医生不相信中医中药,只采用单一的疗法,而事实证明疗效并不理想。有的术后不久又复发转移了;有的第一次放化疗肿瘤缩小了,可第二次化疗时又长起来了,放疗已不能再采用了,已经达到极限了。

中医药应在治疗癌症方面发挥重要作用。根据笔者多年来临床治疗癌症的经验体会,其应放在手术、放化疗手段之前位。中医"带瘤生存"的正确治疗,在缩小癌肿、控制转移、延长生命、提高生命质量等方面,尤其对五脏癌肿,其疗效是无法取代的。

不能抱着把死马当活马医的心态,等到人都不行了,才告诉患者用点中药吧。退一步讲,如果配合手术、放化疗使用中药,不仅有增敏增效的作用,而且还可减轻放化疗毒副作用,有效减轻癌患白细胞下降、恶心呕吐、脱发等症状,基本保持其心、肝、肾功能的正常运行。

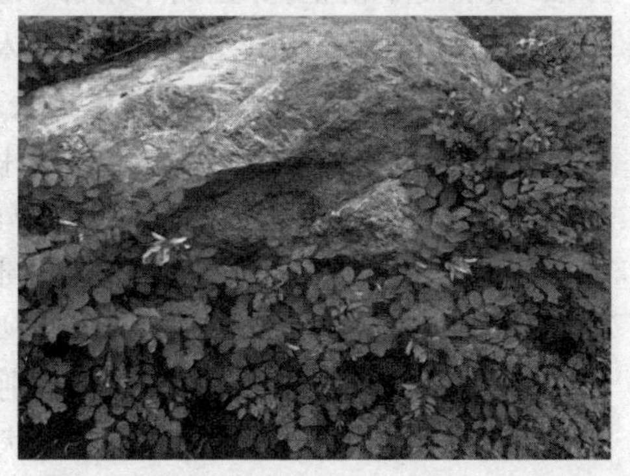

图 5－1

应用"带瘤生存"理念指导中医辨证治疗,临床疗效突出。近 10 年来,笔者应用自创的"肺癌 1、2、3 号方,肝癌 1、2、3 号方,肾癌 1、2、3 号方"等治疗的 5000 多例晚期癌症病人中,生存期超过 5 年的病人,其比例与其他疗法如手术、放化疗等传统疗法相比,高出十几倍之多! 手术、放化疗等"以毒攻毒"传统疗法导致患者自身免疫系统完全被摧垮,体瘦如柴,连喘气都觉得费力,谈何康复,必致过早去世。

从我个人 36 年的临床经验来看,生存质量是一个人活着最看重的事,与其痛苦地拖一天,不如快乐地活一天。“带瘤生存”整体治疗科学理念看似简单,但真正做好并不容易,国外的医生,甚至咱们国内的一些医生对中医药也缺乏认识。

这些年来我在国外给肿瘤医生讲“带瘤生存”整体治疗,有的外国医生认为我说得对,要到中国来学习中医药治疗癌症的方法;也有的说没有办法,只能按常规“以毒攻毒”治疗,并承认这是一种没有办法的办法,是一种无奈的治疗。

由于中医从业人员水平参差不齐,对于肿瘤的认识深浅各异,治疗经验有多有少,更有些非中医人员浑水摸鱼,打着中医旗号招摇撞骗。因此,癌症患者寻求中医中药治疗,并不是随便找个中医开几付中药喝,而是要寻找可靠的中医大夫规范治疗。笔者在中医治疗肿瘤方面,有以下几点认知和大家一起分享:第一,药物组方以“攻邪而不伤正,养正而不助邪”为治则。所谓正气,细分起来有多种,如五脏的功能正常,升降出入,各得其所;所谓邪气,并不是肿瘤本身,而是气血阻滞的各种表现,治疗需要疏导通透,六腑以通为用。第二,选用药材,主要应用调补五脏、疏通气血的药物,不随波逐流地采用所谓的抗癌中草药,如白花蛇舌草、半枝莲等。同时需注意,同一种药材,产地不同,采集季节不同,药用部位不同,炮制方法不同,提取方法不同,剂型不同,都会直接影响它的疗效。第三,用药方法和剂量方面,特别讲究服法和掌握剂量。例如,食管癌患者服药时,先把药调成糊状并卧服效果会更好些。若病情危重,病入膏肓,不能进食,甚至进食即吐者,则采取少量频服的方式,必要时以鼻饲进药。脾胃虚寒者多以热服之,癌症晚期大多脾胃虚弱,故多要求病人饭后 1 小时服药物,凉性的药物可用姜汤送服,等等。力求得到最佳效果,并且要持之以恒,由量变达到质变。

第三,饮食疗法。

大多数人的癌症是吃出来的,比如发霉变质的大米、花生等含有黄曲霉素,吃后会诱发肝癌。广东鼻咽癌和胃癌的病例很多,通过调查,发现其原因是与食用腌制的咸鱼咸肉有一定关系。为此,我们有必要重视饮食健康,多食新鲜水果与蔬菜,降低癌症发病率。

我们不可小视食疗的作用,食疗对癌患的治疗与康复是非常有益的。例如猪血有止血、补血和抗癌作用,百合有止咳润肺、清降肺气的作用,香菇中的香菇多糖有抗癌作用等。有不少癌患抱怨,医生告诉他这也不能吃,那也不能吃,活着还有什么意义,还能活得下去吗?笔者的观点是:临床上中药治疗,原则上是不忌口的。但长期以来由于某些医生的误导,致使现在的许多病人都误认为,中药治疗要有许多忌口。而实际临床上,大多数情况下不是中药忌口,而主要是病忌口,如糖尿病忌食糖、慢性肾炎忌食高蛋白等,这些忌口与中药的治疗毫无关系。那么晚期癌症病人忌食什么呢?我说只有一个原则,只要是病人想吃的,且富有营养、易吸收、易消化的食物都可以吃;只要是对增强体质、延长生命有利的,都可以吃。有人一定会说,癌细胞抢营养啊。这些人是只知其一不知其二,片面地强调了一个方面,忽略了另一方面。癌细胞是抢营养,其生命力要比正常细胞强百倍,正因为如此,如果什么也不给病人吃,那么抢营养的癌细胞就会强食正常细胞内的营养了,饿死的首先一定是正常细胞。其实不是什么都不能吃,吃牛羊肉、鱼、虾加点醋即可,要多吃点豆类、大蒜、红枣、红小豆等食物。需注意的是喝药时不喝凉水、不吃辣椒,防止刺激胃黏膜而影响药物吸收及疗效。晚期的癌症病人,吃了会有胀痛感,就是吃不下去,怎么办?这也是临床最常见的问题,可采用流食或半流食,并少食多餐,这是一种较有效的办法。总而言之,人是铁饭是钢,无论正常人还是病人都是如此。

治癌原则

第一,人性化原则。

医生是个神圣的职业,身系重任,因此必须“大医精诚”。癌患是一个特殊的社会群体,需要社会的关心、帮助和鼓励,所以医生及患者家属都应积极行动,助其建立战胜癌魔的信心。

医生应根据不同患者的心理承受能力,有区别地对待,找准透露真实病情的时机。如若直截了当地告知真实病情,大部分病人都会接受不了,会马上产生绝望心理,精神崩溃。就像一个冷水杯一下子倒进滚烫的水,杯子会炸裂一样。因此,我一般在开始治疗时隐瞒病情,告知为癌前病变,等治愈后再告诉他实情,这样更有利于治疗;同时还可以给他介绍一位已治愈的老病人,对其进行“话疗”,这个方法收效不错。

在治疗全程中,癌患家属的作用不可小视。有的家属很重视,全家出动寻医问药,倾其所有要为病人医治。有的家属则完全不同,很悲观,认为“十癌九个埋,剩下一个不是癌”,担心人财两空,甚至怕传染给自己,致癌患心情低落,怎能有生存的欲望呢?

第二,个性化原则。

因人而异,论病而治,不能一律按传统的医学模式进行操作。不能得了肺癌就是这套方案,得了肝癌就是那套方案。每个人的情况不同,病理分型不同,体质强弱不同,物质生活条件不同,不能机械地采取同一种治疗方法。

中医更加强调个体化治疗,常说的“辨证施治”就是根据患者的不同表现而采取不同的治疗方式。无论是早期的六经辨证、脏腑辨证,还是后期的三焦辨证、卫气营血辨证,都与现代医学的因病、因病理类型施治有着本质的不同。前者是对人,后者是对病。

此外，因为大气环境污染和不良生活习惯等多种因素的影响，现在癌症发病率不断提高，且趋向年轻化，希望大家自觉保护环境，健康饮食，定期体检，早发现早治疗，对乙肝、肝硬化、萎缩性胃炎、息肉、良性肿瘤等要格外重视，防患于未然。

“带瘤生存”实施效果

据有关资料统计：每年全世界有超过 130 万人被确诊患有肺癌，超过 110 万人死于肺癌。近十年，中国肺癌的发病率及死亡率直线上升。1995 年前，北京协和医院总共收治的肺癌患者也就 900 多例；而 1995 年～2005 这十年间，肺癌患者就达到了 3000 多例。因为确诊时 80%～90% 患者已是中晚期，治疗难度大，其中肺癌Ⅳ期患者能活过 1 年的不到一半。

近年来，在带瘤生存理念指导下，我们以解氏肺癌 1、2、3 号方治疗的病人，其生存率、生活质量大大提高。对晚期 NSCLC 患者 650 例临床对照性研究结果表明：肺癌 1 号方治疗组肿瘤近期疗效为 56.57%，优于化疗组的 44.33%（$P<0.01$）；肺癌 1 号方治疗组 KPS 评分提高稳定率为 85.14%，高于化疗组的 27.00%（$P<0.01$）；T 细胞总数、辅助性 T 细胞及 NK 细胞水平均高于化疗组，而抑制性 T 细胞水平及 VEGF、CYFRA21－1 水平均低于化疗组。远期疗效观察，对其中 2005 年 117 例晚期垂死期非小细胞肺癌患者，肺癌 1 号方治疗组生存时间 1 年以上存活率 83.59%，3 年以上存活率 46.27%，而对照组 1 年以上存活率、3 年以上存活率均为零，两相对比，差异极为显著。结论：解氏肺癌 1 号方能延长非小细胞肺癌患者生存时间，改善生活质量，增强免疫功能，抑制肿瘤细胞的活动。

如一位宋老太太曾在 79 岁时，被诊断为肺癌晚期，一年内患者家属收到 3 次病危通知书。2008 年 7 月 21 日，宋老太太 81 岁生日之际，儿女们为老人大摆宴席，又是录像，又是合影，儿女们心里明白:“这也许是老妈有生之年最后的一个生日了!”可没想到的是,2009 年 7 月 21 日,宋老太太居然在儿女的搀扶下又一次走进了饭店,与儿女们一起为自己庆祝 82 岁的生日。宋老太太自嘲地说:“我已是死过一次的人了,没想到又活了一年,我都快成仙儿了。”

宋老太太于 2007 年 4 月 28 日因间断咳嗽、咳痰入住瓦房店某医院,经 CT 确诊为“右肺周围型肺癌”。虽经西医、中医治疗,甚至请来了北京各大医院教授会诊,但病情仍日趋恶化。医生估计,老人最多只有 3 个月的时间了,建议儿女们带老人该上哪儿玩就上哪儿玩玩,该吃点什么就吃点什么。同年 11 月 9 日,老人出现大量咳血症状,伴胸闷气短再次住院,经检查,老人的胸腔积液较深处约 9cm,无法躺着入睡,只能成宿地半坐着,靠吸氧辅助呼吸,否则就被憋得喘不过气来。几天后,老人浑身出现浮肿,四肢皮肤紧绷发亮,手无法握拳。医生告诉家属,老人也就这三五天的日子了,准备后事吧。

宋老太太有 4 个儿女,他们不甘心就这样放弃,决定找最好的中医,再给老妈治疗一下。2008 年元旦刚过,宋老太太的大女儿从《大连晚报》上看到一篇关于大连市中心医院传统医学部治愈疑难杂症的报道,二女儿第二天就拿着报纸从瓦房店驱车赶往市中心医院,请求医生登门为母亲把把脉,只求母亲死前说句话就行。当时医生正忙于专家诊,不能立即答应她的请求,二女儿就在医院附近找了间小招待所住了一晚,第二天又出现在医生面前。医生被她的孝心打动了,与她前往瓦房店患者家中。

医生眼前的宋老太太神志恍惚、面色晦暗、唇甲紫青、咳喘不能平卧,伴心胸窒闷、全身浮肿,整个人已消瘦得走了形,显现出恶病质现象。经脉象诊断,老人因肺癌已元气衰竭,痰浊壅肺蒙蔽神窍,全身浮肿属肺肾亏虚,水瘀内停阻络。必须对老人行益气养阴、化瘀利水治疗,医生为老人开了7帖药。宋老太太服药5天后,全身浮肿消失,经B超、CT复查,胸腔积液由原来的9cm减少为2cm。老人神志清醒并可以平卧了,咳喘胸闷症状好转,整个生命体征都好了起来。家人喜出望外,有些不敢相信。医护人员也深感吃惊,把这一中药方视为"神方",相继传抄。小儿子请求医生:"我们儿女要求不高,只求让老妈能活过春节就行!"之后,老人又吃了十几付中药,胸腔积液已基本消失,周身浮肿消失,诸多症状进一步好转,生活基本自理。这时,儿女们的要求又提高了一步,希望老人能活过"五一"。如今,春节、"五一"早已过去,老人又连续度过了3个生日,面色红润,精神头儿十足,看样子再过一个生日也不成问题。一家人不停地感谢《大连晚报》为他们提供了准确的医疗信息,感谢医生对母亲的救命之恩。而医生也被宋老太太儿女们的孝心所感动。谁说"久病床前无孝子"?对于患了绝症的患者,儿女们的"坚持"不仅仅是医疗上的帮助,还是精神上最大的安慰。

患者的长期生存要有科学的计划

癌症病人必须与医生紧密配合,同时要在饮食、心理上长期保持科学健康、乐观向上的态度及理念,并积极主动地参加一些体育锻炼、社会活动及公益事业,这样有助于淋巴瘤、肺癌等长期生存者降低复发率,降低糖尿病、骨质疏松病、心脑血管病、心理疾患及第二原发癌等风险,以求得较好的生存质量,重获健康生活。

■"带瘤生存"的重要法宝:中医系统整体观

人体是一个有机整体,癌症的发生实质上就是由于化学的、物理的、心理的等诸多因素导致了人体免疫力的崩溃、内环境的失调紊乱,致使细胞变异增生,癌症的发病过程始终是"正邪相争"贯穿其中,因此在癌症的治疗中中医的系统整体观是"带瘤生存"的重要法宝,要牢记辨证施治、整体把握是“减轻癌痛、延长生命”的先决条件。

实际上,成年人身上多少都有肿瘤存在,只是它们多数未被发现、未被确诊为“癌症”,因此,这些人是处于不自觉的“带瘤生存”状态中的。临床无数证据证实,病人“带瘤生存”是可行的,而且行得通。但目前常规的治疗方法,无论中医、西医的药物治疗还是手术、放疗、化疗等治疗手段,均以传统的“以毒攻毒”为原则,在毒性和敏感性方面存在不可克服的自身缺陷,其结果往往适得其反、两败俱伤,甚至是助癌杀人。鉴于目前人类对付癌肿水平的局限,我们主张中晚期癌症病人,尤其是五脏癌,不宜攻伐治之,应取扶正培本、脾肾兼顾、整体缩瘤、寓补于攻的策略,减轻症状,维持生机,使病人长期“带瘤生存”。

“带瘤生存”是中晚期癌患寻求延长生存期的主要出路,争取“带瘤生存”是临床医生及患者在整个抗肿瘤治疗过程中一种务实的态度。“带瘤生存”只有依靠全身有效的抗肿瘤治疗(非局部治疗)方能实现,这是被临床经验证明的事实。中晚期癌症患者即使出现大量胸、腹水或肝转移、骨转移等情况,如能及时进行有效的全身抗肿瘤综合治疗,绝大多数患者仍可长期带瘤生存,延长生存期。实际上,被认为一般活不过 3 个月的“癌中之王”肝癌,经我们治疗的病人现在已活过 2 ~3 年的也大有人在。

治疗癌症,“以毒攻毒”的主流治疗手段值得进一步商榷。当癌症已到 Ⅲ、Ⅳ 期,特别是 Ⅳ 期发生远处转移时,病人的全身已受其影响,波及多处内脏造成功能损坏。中医着重改善癌患的临床症状和生活质量,讲究整体观念,维持人体带瘤生存后机体的免疫功能和肿瘤间的对抗平衡,这在临床上是行之有效的,是以人为本的体现。

在近年诊治肿瘤的临床工作中,我们注意到,术后或经放化疗等“以毒攻毒”方法治疗后复发的肿瘤病人，其瘤体增大的速度和全身转移、扩散的速度都比未做手术或放化疗前快得多。所以一旦病灶全身播散，多脏器转移，“以毒攻毒”即宣告回天无力。面对人类目前尚无法攻克癌细胞的现实，治疗上不如与癌“和平共处”。而中医整体观“带瘤生存”指导下的“扶正祛邪”治疗，却在相对延长病人生存时间、减缓疾病发展速度上显示出不可替代的疗效。

■ 从“带瘤生存”到“带瘤生活”

变“杀瘤求生”为“带瘤生存”，反映了治疗上质的飞跃和转变。许多中晚期癌症病人经过解氏中药方系统治疗，减轻了病症与痛苦，延缓了肿瘤的生长速度，从而大大地延长了生存期，这是中医在“人与瘤体共存”上取得的积极疗效。

非小细胞肺癌在所有肺癌患者中占85%以上，而约三分之二以上在确诊时属中晚期。我们认为：病痛折磨、心理压力以及过度治疗带来的副作用，使大量晚期肺癌病人生活质量低下。

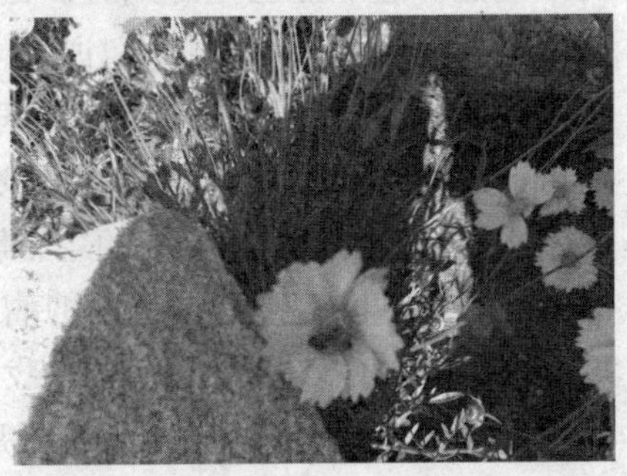

图5－2

据调查，与采用其他治疗方式的患者相比，采用“带瘤生存”治疗的患者其生命明显得到了延长，更趋向于享受正常的生活，其生理、情感及社会家庭状况可获得明显改善。癌患家人、朋友的支持与治癌方式的选择和治疗后的生活状态密切相关，癌患的生活态度与其生活质量的高低有紧密联系。

由于其耐受性情况和生活质量改善率均优于化疗，中药解氏肺癌1号方等“带瘤生存”肺癌靶向治疗的阵地有可能前移。这也就意味着获益人群有可能从二三线治疗患者扩大到一线治疗的患者,使更多病人看到了“带瘤生活”的希望。

与病人谈“带瘤生存”

笔者的一位患者朋友,虽已离休,年过七旬,但离而不休,性情豁达。一天,他在子女的陪同下到医院来找我,诉说几个月前因感冒久咳不愈、痰黏难咳出并经常腹痛,吃了不少治咳嗽的药也不见效果,后经DR胸片检查发现有异常阴影,再经CT确诊为非小细胞性肺癌肝转移,医生告知子女们要准备后事。子女们得知父亲的这一诊断,如逢晴天霹雳。他们眼含着泪水找到我说:“解教授,求求您治治我爸的病,我爸辛苦了一辈子,到晚年该享福了,却得了癌症。这癌症已是晚期且广泛转移,看来是没有希望了。”我看他们悲痛的样子,安慰他们说:“不要难过。当务之急是如何来正视现实,在现有条件下,如何让病人最大程度地延长生命、减少痛苦,提高生活质量。你父亲已是晚期肺癌肝转移,治疗上不适宜用手术、化疗或放疗等传统的“以毒攻毒”的方法,最好的治疗方法就是“带瘤生存”,主要通过抑瘤、缩瘤、稳定瘤体,提高全身免疫功能,改善症状。”子女们说:“我们就是慕名而来的,您说怎么治就怎么治,我们一家全听您的!”病人及家属虽然对我充满了无比的信任和期望,但是出于医生的职责,我有责任让病人知道并了解我的治疗方案,于是我把什么是“带瘤生存”给他们讲解了一遍。其实对于“带瘤生存”,大家普遍存在的一个疑问就是:长在肝脏、肺脏等处的肿瘤不切除,不用化疗或放疗来消灭癌细胞,那岂不是病灶越来越扩散、肿瘤越长越大?又怎能“带瘤生存”和提高生存质量呢?现在人们大都认为,要治好癌症,必须将癌细胞斩尽杀绝,一个不留。医学上经典的肿瘤治疗模式也是完全杀灭癌细胞的概念,就是运用各种治疗手段来达到无癌程度。然而,目前临床上应用的手术、化疗、放疗等治疗方法,都无法实现这一目的。虽然综合治疗肺癌取得了较大发展,但多是传统的“以毒攻毒”,常出现耐药现象及其严重的毒副作用存在不可克服的自身缺陷。临证这些病人大多病重,年迈体虚,元气衰竭,免疫力极差,采取这些方法过度治疗,一味强调消除癌细胞,会使人体免疫力骤降。其结果可能是杀死一个癌细胞,却杀死一百个正常的细胞,最终导致病人免疫细胞与癌细胞的比例更严重失衡甚至倒置,加速复发和转移,不仅杀瘤不成,反受其害,这个问题是临床加速患者死亡的主要原因。面对人类目前尚无法攻克癌细胞的现实,治疗上不如与癌“和平共处”,所以我们主张“带瘤生存”治疗新原则,发挥中医学整体观念和辨证施治的优势,调整机体阴阳平衡,增强机体的正气,有效改善生存质量,延长生存期。

世界卫生组织对实体肿瘤的疗效评价标准是:完全缓解(CR);部分缓解(PR);无变化(NC)和病变扩散(PD)。最好的标准是完全缓解,而不是彻底清除体内所有的恶性肿瘤细胞。在临床上要达到完全缓解也并不那么容易,为了追求临床治愈,采取扩大化根治手术、强化或冲击化疗、根治性放疗等,但实际情形如何呢?可以说,效果不理想。以原发性肝癌来说,由于起病隐匿,早期多无明显症状,等到出现临床症状时,病情已进入中晚期,绝大多数患者失去手术机会,极少数能做手术者,术后多在半年左右又复发转移。采用化疗,虽有一定疗效,但毒副反应大,病人难以承受,加上机体免疫功能遭受严重打击而使生存质量下降,半年以上生存率较低。对常见的食管癌、贲门癌、胃癌、大肠癌、肺癌等中晚期患者,手术、化疗、放疗等疗法,其疗效也不理想。对非小细胞肺癌的早期患者进行手术治疗,只有一小部分患者可获得长期生存对化疗敏感的小细胞肺癌,经强烈化疗后可使部分患者达到完全缓解的效果,但复发率高。事实上,“无瘤生存”的治疗模式是很难实现的。当然,人们常常会问:“抗癌药不是专杀癌细胞的吗,为什么不能将癌细胞斩草除根呢?为什么说要完全消灭体内的癌细胞是几乎不可能的呢?”肿瘤细胞增殖动力学规律揭示,机体一个正常的细胞恶变为癌细胞,一般要经过 30 次分裂增殖达到 109 个细胞数时,才能形成直径约 1 厘米的癌瘤病灶。实际情况并非人们想象的那样,做了化疗就能将癌细胞杀灭干净。因为抗癌药物发挥作用,要遵循一级动力学的规律,就是说一定量的抗癌药物杀灭一定比率的癌细胞,而不是固定数量的癌细胞。按照抗癌药物的药物代谢动力学规律,即使能杀灭 99.999% 的癌细胞,达到 5 个对数级的杀灭,患者虽然也会完全缓解,但体内还会有残留的癌细胞,过不了多久就会死灰复燃,开始增殖倍增、转移而导致复发。美国肿瘤研究中心 2007 年研究报告证实:“以毒攻毒”传统的治疗方法,反可激活病人体内休眠中的癌细胞出来工作,致使病情进一步加重和恶化。

听了上述介绍,老人的子女们顿时明白了道理,连连称是。我说:“对待癌症,贵在早发现、早确诊、早治疗,才能提高治愈率。但对待中晚期恶性肿瘤,尤其是实体肿瘤,一味去追求根治,对病人本身来说,不仅难以承受手术创伤、化疗或放疗以及毒性极高的药物带来的毒副反应,而且使生存质量下降,寿命缩短。面对大量中晚期癌症患者,在治疗上应更新肿瘤治疗观念,采用中医辨证论治,以控制病情,让病人‘带瘤生存’,延长生命。医学研究表明,许多活血化淤、清热解毒、扶正祛邪的中草药,具有诱导癌细胞凋亡的作用。临床实践证明,对中晚期癌症病人,根据具体情况给予中药治疗,可对机体内环境进行全面的调节,使失调的阴阳趋于平衡和谐,增强抗癌能力,有效地消除或减轻患者的症状,提高生存质量。美国食品和药品管理局(FDA)已将提高肿瘤患者生存质量、延长生存时间，作为一项重要指标列入肿瘤疗效评价标准。这一肿瘤治疗新概念，已被越来越多的临床医生和病人所接受。”后来，我的这位病人奇迹般地生存了 2 年零 9 个月，而且这 2 年零 6 个月中基本是生活自理的。

六、中医治疗癌症思路及相关病案分析

中医药治疗晚期难治性肺癌的突破性进展

健康报讯（驻地记者 陈汉桥）大连大学附属市中心医院解建国教授主持的一项课题"肺癌1号方对晚期难治性NSCLC患者免疫功能及血清VEGF、CYFRA21－1影响的对照研究"治疗晚期难治性肺癌获得满意疗效。自行研究拟定的"肺癌1号"方剂，经临床观察治疗证明，对非小细胞肺癌患者的近、远期疗效显著提高，患者免疫功能明显增强。

原发性非小细胞肺癌病理机制复杂，恶性程度高，发病隐匿，早期确诊较为困难，发现时80%的患者已属晚期。目前，原发性非小细胞肺癌多采用手术、化疗、放疗、免疫等综合治疗，是中晚期肺癌治疗的主要手段，但其所产生的毒副反应却常常大于其治疗作用，往往是杀一个癌细胞的同时杀死一百个好细胞。因此，也限制了它的应用。晚期难治性非小细胞肺癌患者，精神恍惚、胸闷咳喘，咳痰黏稠，神疲气短懒言、腰酸膝软、头晕耳鸣、恶寒怕冷或潮热盗汗、面色淡白或黧黑、舌淡紫边有齿痕苔白或腻，脉微而细或细数等特点。解建国教授认为肿瘤的发生和转移是由于患者脏腑功能减退、阴阳气血失调所致，调整机体的脏腑、阴阳、气血功能，做到正气内守，就可以防止肿瘤的发生和转移。解建国教授采取患者"带瘤生存"的治疗方法，重在抑制肿瘤细胞的活动，调动患者自身的抗肿瘤能力。研制具有扶正抗癌，宣肺排毒的——肺癌1号方治疗非小细胞肺癌，主要中药有西洋参、浙贝、丝瓜络等15

味中药。研究人员将100例非小细胞肺癌患者随机分为化疗组48例,肺癌1号方治疗组52例,结果肺癌1号方治疗组肿瘤近期疗效为76.92%,优于化疗组的43.75%($P<0.01$);中药治疗组KPS评分提高稳定率为86.54%,高于化疗组的27.08%($P<0.01$);T细胞总数、辅助性T细胞及NK细胞水平均高于化疗组,而抑制性T细胞水平及血管内皮生长因子、肿瘤细胞的活动水平均低于化疗组。

本项研究表明:肺癌1号方能明显提高非小细胞肺癌患者化疗疗效,改善生活质量,增强免疫功能,抑制肿瘤细胞的活动。该方法显著延长了患者的生存期,使许多垂死的患者生命得以延续,许多卧床的病人重新站了起来。

■ 带瘤生存的学术思想介绍

解建国教授治疗晚期难治性肺癌经验

孟凡珍　陈慧肃　邬明岐

【关键词】晚期难治性肺癌　中医药疗法　名医经验

解建国教授是辽宁省名中医,是国家级重点示范学科的学术带头人,博士生导师,享受国务院特殊津贴专家,从事中医药治疗疑难顽怪病的临床及科研工作近40年。他思维敏捷,辨证细腻,处方圆活,敢于析疑治难,具有较全面的临证治疗水平,对各科疑难病症多有妙手回春之妙绝。笔者做临床药师工作,有幸聆听教诲,亲见先生辨证精当、立法严明、用药有度、取效神奇,颇有所得。今仅就解建国教授运用中医药治疗晚期难治性肺癌,临证屡令病人起死回生之妙,总结于此,以飨同道。

1. 整体治疗,带瘤生存

解教授认为:鉴于目前人类尚未攻破癌症,基于目前的治疗水平,在治疗恶性肿瘤上首先要以人为本,对于晚期肺癌不主张以伤损元气、杀伤极强的手术和放化疗等治疗。

面对人类目前尚无法攻克癌细胞的现实,治疗上不如与癌"和平共处",所以解教授主张"带瘤生存",强调要充分发挥中医药治疗肺癌的极大优势,调整肌体内环境,增强免疫力,反却有效地遏制了癌瘤的生长与转移,有效改善生存质量,延长生存期。笔者有幸随师临证,亲眼目睹教授治癌思想之绝妙,临证屡见教授方法显著延长了患者的生存期,使许多垂死的患者重新活了过来,许多卧床的病人重新站了起来。

2. 扶正补虚,强调补益后天

肺癌又称"肺岩",中医学早有记载。对肺癌之发病,中医多从内因、外因两方面分析。外因为六淫之邪等不正之气,内因则为脏腑经络失调,阴阳气血亏损之虚。解教授认为肺癌的形成与发展,正气是否充足是根本,治疗上以扶正补虚为基本原则。肺癌病人虚损证虽有多脏器虚损和气血津液不足之不同,但解教授认为:晚期肺癌脾虚元衰是关键。《脾胃论》指出:"内伤脾胃,百病由生","有胃气则生,无胃气则死"。临床上也常见肺癌病人除了有痰浊蕴肺所致之咳嗽外,多有神疲乏力,胃纳不振,大便溏薄等脾胃虚弱之症。《理虚元鉴》曰:"治虚有三本,肺、脾、肾是也。肺为五脏之天,脾为百骸在之母,肾为生命之根。治肺、治脾、治肾,治虚之道毕矣。"又云:"治虚二统,统之于肺,脾而……凡阳虚为本者,其治之有统,统之于脾;阴虚为本者,其治之有统,统之于肺也。"脾为土,肺属金,土生金,培土生金是治疗肺癌的重要方法。脾为生痰之源,通过健脾益气可以减少生痰之源,改善咳嗽、咳痰症状,增强肺气功能。脾为后天之本,健脾后胃纳增进,气血生化有源,从而改善身体体质。因此解教授在处方中常选用健脾益气的中药,如黄芪、党参、西洋参、炒白术、山药等。若饮食积滞,胃脘满闷者酌加神曲、焦楂、炒麦芽、炒鸡金等消食化积,后天得补气血生,元气免疫力得复,也就很好地改变了人体内环境,从而最有效地达到"带瘤生存"遏制癌瘤之目的。

3. 标本兼治,扶正祛邪调平衡

解教授认为,肺癌的发生和发展要抓住正虚为本、邪盛为标的纲领,扶正的同时要兼顾祛邪。晚期肺癌的病程较长,病情变化错综复杂,阴阳消长无时不在,邪正斗争贯穿于疾病全过程。正邪不两立,临床常常祛邪而伤正,使手术和放化疗无法正常进行,病人亦无法承受峻猛有毒的中药;而扶正恐养邪,致邪毒得势嚣张。晚期肺癌患者正虚邪盛,正邪交错,故在治疗肺癌的过程中,要标本兼治,扶正祛邪,调整机体阴阳平衡。如对痰热郁肺型患者常表现出来的咳嗽、痰色黄而黏稠难以排出,甚或痰中带血的症状,解教授常在处方中加麻黄、瓜蒌仁、海浮石、白芥子、葶苈子等宣肺化痰之品。饮停胸胁的患者,临床表现为胸胁胀满而痛,呼吸、咳唾、转侧时疼痛加重,气短息促,多见于肺癌伴胸腔积液,对此类晚期肺癌伴胸水的患者,解教授反对采用简单抽水的方法治疗,认为这是一种治标不治本的办法,其结果往往是使病人的元气和免疫力降低,致使病情加重,甚至加速死亡。解教授常在处方中加入行气宽胸、利水消肿之药,如炒枳壳、木香、车前子等,同时更加注重益气扶正之品,使人体元气行、免疫增,血液水皆行毒排邪。正虚邪实的患者,临床常见消瘦乏力,干咳,舌质淡紫,脉弦细。对这类患者的治疗,解教授常在方剂中加入活血通络之品,如地龙、丝瓜络、三七等,临床获得良好奇效。

■ 病案介绍

一、晚期垂死性肺癌伴胸腔积液

孙某某　女　82 岁　2005 年 1 月 6 日初诊

主诉(家属代述):神志迷蒙、心胸窒闷、咳嗽气短、厌食、周身浮肿,伴喘息不能平卧半年,加重半月。院方已宣告病危不治,其家属也已准备后事。

既往史:Ⅱ型糖尿病,糖尿病肾病 18 年

现病史:患者于 2004 年 4 月 28 日因间断咳嗽、咳痰入住瓦房店市第三人民医院,经 CT 确诊为“右肺周围型肺癌”,未手术及放化疗,予口服孢子粉、斑矛胶囊,上述症状缓解。于 2005 年 11 月 9 日出现咳痰带血,予口服依丽沙血止,因副反应被迫停药。患者于 2005 年 12 月 22 日因咳血,伴胸闷气短再次入院。体征:T:36.4°C ,P:88 次/分,R:22 次/分,Bp:140/75mmHg。检查:血白蛋白 55.27g/L,白蛋白 26.94g/L,尿素氮 14.3mmol/L,肌酐 124.7mol/L,尿蛋白 + + +。B 超示:双侧胸腔积液(9cm)。西医诊断为:右肺周围型肺癌,胸腔积液,肺内感染,Ⅱ型糖尿病,糖尿病肾病,低蛋白血症。予以抗炎、补充蛋白、消肿、利尿、降血糖等长期中西医治疗,无效,病情日趋加重,通知病危。儿女于 2006 年 1 月 6 日特邀导师前去会诊。当时症见:患者神志恍惚,烦躁不安,捉空理线,面部晦暗,唇甲紫绀,形体消瘦,咳喘不能平卧,伴心胸窒闷、胸部膨满,咳嗽气短、周身浮肿,双下肢肿甚,纳呆呕恶,厌食口臭,脘腹满闷,少尿 700/24T,大便干燥,舌质瘀暗苔灰黑而蕴,脉微细。查体:右肺呼吸音减弱,双肺散在湿罗音,B 超示:右侧胸腔积液较深处约 9.0cm,左侧胸腔积液较深处约 2.6cm。

中医辨证:(1)肺癌,证属元气衰竭痰浊壅肺蒙蔽神窍。

(2)水肿,证属肺肾亏虚,水瘀内停阻络。

(3)消渴(下消)。

治则:益气养阴,化瘀利水。

处方:

西洋参10g 檀香7g 木香10g 苏梗15g

陈皮10g 焦曲20g 云苓30g 冬虫夏草1g

车前子25g 薤白25g 泽泻25g 丹参20g

炒鸡金10g 九香虫10g 丝瓜络10g 降香4g

荜澄茄10g 当归10g 炙黄芪60g

姜皮为引,7剂,每日一剂,少量频服。

按语:

患者年迈体衰,正虚邪实,加之前医过度治疗,用药首先急于扶正救元,才能使患者有能力驱邪。故用西洋参、冬虫夏草、炙黄芪以大补元气,补肾固肺,“肾为气之根,肺为气之主”,两者兼顾方能抓住根本。用檀香、木香、苏梗、降香、九香虫芳香行气之药行气,使大补之元气可行于周身。陈皮、焦曲、云苓、炒鸡金补脾益气,消食化积,“脾胃为气血生化之源”,健运脾胃才能使后天之本巩固,气血生化有源。用薤白宽胸涤痰,泽泻、车前子泻肾中之邪,丝瓜络疏通经络,荜澄茄治下焦虚寒之水饮停滞,加少量当归活血化瘀排毒而不伤正。全方有补有泻,扶正祛邪两者兼顾,可见解师用药的精辟。

结果:

2005年1月13日复诊,患者精神好转,面色润泽,咳喘胸闷症状好转,可以平卧休息,纳香,二便通畅。复查B超示:双侧胸腔积液减少(右侧胸腔积液较深处为6.7cm,左侧胸腔积液较深处为1.9cm)。查体:双下肺呼吸音消失,未闻及湿性罗音,心率76次/分。患者家属喜出望外,询问教授,能否让老人活过春节?教授答应,尽力而为。于是原方冬虫夏草增至1.5g,车前子增至

30g,加砂仁5g。

2005年1月21日三诊,患者已回家休养,精神爽快,纳食香甜,生活基本自理。复查B超示:右侧胸腔积液较深处已明显减少为2cm,左侧胸腔积液完全消失,周身及下肢浮肿消失,诸症进一步好转。上方去丝瓜络、降香、荜澄茄、砂仁,加肉桂10g、炒白术25g、川楝子15g、焦麦芽20g、炒山药30g,姜皮为引,7剂,每日一剂,少量频服。随访存活3年至今,患者生活自理,7月21日过了84岁生日。面色红润,精神头儿十足。据患者家属证实,其同病房的3个病友都在3年前相继去世。

二、晚期难治性肺癌伴胸腔大量积液

牟某某　男　79岁　2004年9月26日初诊

主诉:咳嗽咳痰伴胸闷2月

现病史:家属代述,2月前出现咳嗽咳痰,于9月11日在友谊医院行CT诊查,结果提示右肺上叶中心型肺癌伴右侧胸腔大量积液,并右肺中下叶局限膨胀不全、左肺上叶尖后段纤维硬结灶。未行手术及放化疗等治疗。现症见:咳嗽剧,咳痰不利,痰质黏稠,痰黄白相间,胸闷气急甚不能平卧,兼见面色萎黄,神疲乏力,口唇紫暗,纳差,大便排出困难,需借助果导片方能3~4日一行,舌质瘀暗,苔黄厚腻,脉弦滑。医院已放弃治疗,令家属准备后事。

中医辨证:正气虚损,邪毒侵肺。

治则:扶正抗癌。

处方:

炒党参15g　炒白术30g　白芥子10g　瓜蒌仁30g
陈皮10g　苏子10g　焦麦芽30g　焦曲30g　炒鸡金10g
炙冬花15g　紫苏15g　茯苓30g　炙黄芪80g　芒硝3g
海浮石30g　丝瓜络10g　槟榔20g　木香15g

按语:

患者年迈体衰,气阴不足,气不足则无力推动血行,可见有瘀血阻滞之象,如口唇紫暗,舌质瘀暗。脾胃气虚则运化无力,“脾为生痰之源,肺为储痰之器”。可见痰质黏稠,黄白相间。肺气虚则不能平卧,气虚便秘则大便排出困难。苔黄厚腻为中焦有积滞,脉弦滑,为肝气不舒,痰湿阻滞。故首先用炒党参、炒白术、茯苓、炙黄芪健脾益气,使后天之根本能够运化正常,可使气血运化充足。焦麦芽、焦曲、炒鸡金消食化积,瓜蒌仁宽胸涤痰,白芥子去皮里膜外之痰,款冬花止咳化痰,芒硝化痰,海浮石祛顽痰,丝瓜络疏通经络,槟榔、苏子行大肠之气、润肠通便,配合大补元气之药,以驱脏腑之污秽邪气。木香疏肝理气,使周身之气能够循环疏通,“气行则血行”,则使瘀血祛而新血生。全方标本兼治,补正虚,祛标实,用药精当,配伍精良。

结果:

10月10日复诊,服上药14剂后乏力较前改善,咳嗽稍减,但仍时有咳痰不畅,食欲未见明显改善,大便仍排出困难。随症加减,原方去紫苏,将炙冬花增至50g,芒硝5g,槟榔30g,丝瓜络15g,加炙麻黄10g,枳壳15g,继服7剂。

10月17日再诊,咳嗽、胸闷明显减轻,咳痰量少易咯,走路较前明显有劲,大便现2~3日一行,已不需果导片,排出较前通畅,口唇亦较前红润有光泽,但食欲改善仍不显著,舌苔中根稍腻,患者诉身体较前明显轻松,希望继续服药以改善食欲及进一步改善大便情况。今将上方改枳壳20g,炙冬花15g,乌药15g。

11月7日再诊,食欲已渐改善,但大便仍4日一行,现病情相对较稳定,患者精神尚佳。今方去掉苏叶,将乌药调整至30g。

11月14日诊,诉近来胸闷基本未犯,时咳,食纳少,大便改善不明显,但身体已无感觉明显不适之处。今方去炙麻黄,加白果15g,改芒硝7g,枳壳30g。

11 月 28 日诊，现总体感觉身体舒畅，大便有时偏干，今将 11 月 22 日复查 CT 结果附上：示右肺癌并阻塞性炎症，左肺转移，右肺门及腔静脉后淋巴结转移，右侧胸腔少量积液，与 9 月 11 日 CT 片对比积液已明显减少。今去焦曲，焦麦芽，黄连，改芒硝 7g，加焦三仙各 15g，郁李仁 20g，继续巩固治疗。

随访已存活 4 年至今，患者生活自理出院在家，老人现已 83 岁。老人面色红润，精神头儿十足，常自行出去散步、买报、购物。据患者家属介绍同室的病友中父亲是最重的，但其他 4 个病友都在 3 年前相继去世了。

晚期非小细胞（垂死期）肺癌案

王某某　女　59 岁　辽宁盘锦市　2008 年 4 月 25 日初诊

家属代诉：咳嗽咳痰带血 2 月，持续发烧 20 余天伴胸闷痛、精神萎靡 10 天。

现病史：该患于 2 个月前无明显诱因出现咳嗽，咳白泡沫样或白块状痰，咳嗽咳痰带血，多数为干咳。渐现胸痛，2 个月来先就诊于辽宁工业大学医院，X 光胸平片显示双肺下粟粒状阴影；又在 205 医院做肺 CT 仍显示双肺粟粒状阴影同时伴右肺胸腔少量积液。考虑粟粒结核，故于 2008 年 3 月 14 日到锦州市传染病医院门诊住院治疗，抗结核力排肺疾 2 粒，一日三次口服，左氧氟沙星 0.4 日一次等。治疗 10 余天病情渐重。后又请北京协和、301 医院教授会诊，诊断为：晚期非小细胞（垂死期）肺癌，两肺弥漫多发转移右胸膜转移。于 3 月 22 日转入传染病医院总院治疗，期间仍于抗结核异烟肼、利福平、丁胺卡那治疗近 1 个月，住院期间查痰找到癌细胞、后经胸腔穿刺抽出胸水化验诊断为非小细胞癌（4 月 23 日），停用抗结核药，抗结核期间一直应用西黄丸口服一日两次，同时皮下注射胸腺肽，一周二次抗结核治疗同时给予葡醛酸纳保肝治疗。但病情日渐加重，且持续发烧 20 余天，近 10 天来胸闷疼痛、精神萎靡、形体羸瘦(2 个月来体重由 61 公斤降至 48 公斤),卧床不起,全身浮肿,医院已 2 次通知病危,宣告不治,出院回家准备后世。故于今日专程来大连请解教授到锦州市家中会诊。当时病人证见:咳嗽咳痰黄白相间带血、持续发烧 20 余天伴胸闷疼痛、精神萎靡 10 天、形体羸瘦(恶异质)、面色憔悴萎黄、卧床不起,全身浮肿按之如泥,尿少色黄如茶(900ML/24 时)。厌食不进、腹胀恶心,血色素 7g,脉沉细而弱、寸部浮滑,舌淡紫边有齿痕苔腻。

西洋参 10g　炒鸡金 10g　薤白 30g　栝楼仁 25g

炙黄芪 80g　槟榔 20g　泽泻 30g　姜半夏 10g

冬虫夏草 1g　炒白术 30g　白茯苓 30g　陈皮 10g

丝瓜络 10g　白芥子 10g　醋白芍 30g　苏子 10g

香附 15g　焦三仙各 15g

上药清水煎服,每日一剂,分温少量频服。

2008 年 5 月 2 日二诊;

病人共服药 6 副,现神志清楚,两天来已能下地活动 2 ~ 3 小时,咳嗽咳痰等已明显减轻,咳血黄痰消失、体温恢复正常36.8℃,胸闷疼痛、全身浮肿明显减轻,纳食增加、腹胀恶心好转。效不更法,原方调整如下:

西洋参 10g　炒鸡金 10g　薤白 30g　栝楼仁 30g

炙黄芪 80g　槟榔 20g　泽泻 30g　姜半夏 10g

炒白术 30g　白茯苓 30g　陈皮 10g　枳壳 15g

丝瓜络 10g　白介子 10g　醋白芍 30g　苏子 10g

香附 15g　焦三仙各 15g

上药清水煎服,每日一剂,分温早晚两次服。

与此同时仍坚持服用西黄丸,益肺(均是中药饮片)及每周两次皮下注射胸腺肽。目前患者咳嗽有所减轻,胸部仍有压迫感,肩部酸痛。胸水情况待月末检查后方可知晓。

2008 年 5 月 28 日三诊;

病人精神爽快,面色红晕,体力大增,每天上下六楼活动 3 ~4 小时,咳嗽咳痰胸闷疼痛、全身浮肿、腹胀恶心等消失,体温正常 36.5℃,纳食增加。效不更法,原方调整如下:

西洋参 10g　炒鸡金 10g　薤白 30g　栝楼仁 30g

炙黄芪 100g　槟榔 30g　泽泻 30g　姜半夏 15g

炒白术 30g　白茯苓 30g　陈皮 10g　枳壳 15g

丝瓜络 10g　白介子 10g　醋白芍 30g　紫苏 10g

金樱子 30g　焦三仙各 15g

上药清水煎服,每日一剂,分温早晚两次服。

2008 年 6 月 11 日四诊;

病人精神爽,面色红晕,体力大增,体重增加 4 公斤,每天上下六楼活动 4 ~6 小时,咳嗽咳痰胸闷疼痛、全身浮肿、腹胀恶心等消失、体温正常 36.5℃,纳食增加,血色素 10.5g,脉和缓有力,舌淡红苔薄白。2008 年 6 月 9 日在锦州医学院附属一院 CT 复查:胸水基本消失,双肺癌细胞由 3cm 缩小至 1cm,家属万分感谢。

解教授据病情,原方调整如下:

西洋参 10g　炒鸡金 10g　薤白 30g　栝楼仁 30g

炙黄芪 100g　槟榔 30g　泽泻 30g　姜半夏 15g

炒白术 30g　白茯苓 30g　陈皮 10g　枳壳 15g

丝瓜络 10g　白介子 10g　醋白芍 30g　苏子 10g

泽贝 15g　玄参 15g　焦三仙各 15g

上药清水煎服,每日一剂,早晚两次温服增固疗效。

注:长期间断服中药治疗,病人现已存活 3 年,生活自理,每天自己上下 6 楼,楼下散步 4 ~6 小时,并作简单家务。据病人家属反馈,当年同病室比该患者症状轻的 3 位肺癌病友 2 年前均相继

病逝。

原发性肝癌伴胸水、腹水案

吴某某　男　66 岁　2006 年 7 月 29 日初诊

主诉:腹大如鼓、青筋暴露伴胁腹胀痛 4 个月,加重伴呼吸困难,乏力 10 余天。

现病史:患者于 4 个月前无明显诱因出现右胁肋部疼痛。于 2008 年 3 月 14 日在大连六院体检,行彩超检查后发现肝右叶有占位性病变,两天后于大医附属一院做核磁共振,确诊为原发性肝癌(早期)。于 3 月 26 日在上海市中山医院行肝右叶部分切除术。患者术后在住院期间及出院后一直有低热,胃纳较差,睡眠较差,呼吸困难,气短无力,语言微弱,极易疲劳。4 月 22 日回大连后,上述症状加重,且自觉异常难受。于 4 月 29 日到大连六院进行检查才发现胸腔、腹腔有大量积水,彩超、CT 示:腹腔中有大量的漂浮物。5 月 4 日于友谊医院住院。住院期间行胸腹腔穿刺手术。同时静点药物:0.9% 氯化钠注射液 100ml,4.5% 他唑巴坦纳,上下午各一次。还原型谷胱甘肽(古拉定)(护肝药)、中性胰岛素、甘草酸二钾、门冬氨酸钾镁(用法、剂量不详)。口服中成药“犀黄丸”等不效,病情日益加重,医院已多次通知病危。故于今日特来就诊,现病人症见:精神恍惚、捉空理线、目睛熏黄、面色青黄、腹大如鼓、胁腹胀痛、呼吸困难、低热(37.3℃左右),神疲倦怠,纳少厌食、呕吐痰涎、双下肢略浮肿,大便稀溏、色酱而黏,日 2~3次,小便黄浊,舌暗紫苔灰少腻,脉濡细数。

既往史:有乙肝病史 30 年,未进行预防接种。否认手术外伤史,否认曾有重要药物应用史。

中医辨证:(1)肝癌,证属气虚血瘀,瘀毒阻滞肝脏脉络。

(2)悬饮,证属脉络不和,饮停胸胁。

(3)腹水,证属肝病及脾,脾失输布,脉络失和。

治则:养肝益肾,软坚散结,利水通络

处方:

西洋参 10g　炙黄芪 80g　炒白术 30g　制龟板 15g
制鳖甲 15g　醋白芍 30g　炙甘草 10g　焦麦芽 30g
焦神曲 30g　炒鸡内金 10g　香橼 15g　佛手 15g
车前子 30g　泽泻 30g　丝瓜络 15g　茵陈 20g
贯众 20g　白芥子 10g

7 剂,每日一剂,少量温热频服。

二诊:服上药 7 贴,精神明显好转,饮食增加,胁腹胀痛、呕吐痰涎、呼吸困难减轻,低热,双下肢略浮肿等消失,病情好转。效不更法,上方调整如下:

西洋参 10g　炙黄芪 80g　炒白术 30g　制龟板 15g
制鳖甲 15g　醋白芍 30g　炙甘草 10g　焦麦芽 30g
焦神曲 30g　炒鸡内金 10g　香橼 15g　佛手 15g
车前子 30g　泽泻 30g　柴胡 15g　槟榔 20g
丹参 30g　大腹皮 30g

14 剂,每日一剂,日 2 次分温顿服。

三诊:服上药 7 贴,腹大如鼓明显减轻,精神进一步好转,目睛熏黄、面色青黄、胁腹胀痛、呕吐痰涎、呼吸困难等消失,大便黄软,日行 1 次,小便色淡黄,舌暗红苔薄白稍腻,脉濡细数。病情进一步好转,生活已能自理。效不更法,上方调整如下:

西洋参 10g　炙黄芪 80g　炒白术 30g　郁金 20g
制鳖甲 15g　醋白芍 30g　炙甘草 10g　焦麦芽 30g
焦神曲 30g　炒鸡内金 10g　香橼 15g　佛手 15g
车前子 30g　泽泻 30g　柴胡 15g　槟榔 20g
丹参 30g　当归 15g

14 剂,每日一剂,日 2 次分温顿服。

后随症加减,60余剂时腹大如鼓基本消失,精神爽快,纳食香甜,肝区偶有小痛,但能承受,二便正常,舌暗红苔薄白,脉弦细稍数,生活已完全自理。后本着“带瘤生存”原则及病人家属要求,据病情具体变化,随症加减,长期间断服中药,现病人仍活着。

按语:肝癌为癌中之王,俗有吃夏不吃秋之说,一般生命不会活过半年,此病例的治疗不能不说是一个奇迹!“正气存内,邪不可干。”“邪之所凑,其气必虚。”解教授认为,正气不足是恶性肿瘤发生的内在原因,外邪乘虚侵入,盘踞于内,使脏腑功能发生紊乱,脉络气血阻滞不通,产生气滞、血瘀等病理改变,日积月累,导致肿瘤的形成。此外,肿瘤生长过程中会消耗机体的气、血、津、液,手术会伤气血、脾胃,导致正气的进一步不足。所以我们在治疗中自始至终都调整正气、培益本元,使病人提高抗病能力。方中西洋参味苦味微甘,微寒,甘寒养阴,苦寒清热,功能补气养阴,清火生津,功似人参而清养之力有余;重用黄芪味甘,微温,功能补益脾气,利尿消肿,提高机体的免疫能力。二药同用,补气养阴,利尿,切中病机,共为君药。龟板味甘咸,性寒,甘寒清润,咸寒苦降,功能平肝潜阳,养血,尚有凉血止血之用;鳖甲味咸,性微寒,咸能软坚,微寒清热,入肝脾阴分,既能养阴退热,潜敛浮阳,又可通行血络而消徵散瘕,具有滋阴潜阳、软坚散结、清退虚热之功效,二药合用助西洋参补气养阴清热。白芍入肝经,养血敛阴,柔肝止痛,与甘草同用以增强止痛之功;白术味甘苦,性温,为“脾脏补气健脾第一要药”,且可利水,又可防肝病及脾,“木克土”之虐。以上四药共为臣药。焦麦芽、焦神曲、炒鸡内金三药共用,健脾消食,以增加患者食欲,既有治标之用,又可助龟壳之类之消化。香橼、拂手、丝瓜络三药皆入肝经以舒肝理气使气机畅达,且丝瓜络还能入肝活血通络以止胁痛,车前子、泽泻,利水渗湿以消肿,以上八味共为佐药。炙甘草,益气,调和诸药为佐使药。全方配伍得当,气、血、水瘀兼顾，肝脾同治，用药精当，切中病机。解教授常说，“用药如用兵”，此方可见一斑！

肺癌伴恶性胸水案

马某某　男　79 岁　辽宁大连人　2008 年 6 月 27 日初诊

主诉：神志模糊、面色萎黄、卧床不起、胸闷憋气咳嗽 2 余月，加重伴恶性胸水一周。

现病史：患者于 2 个月前因外感后，出现阵发性咳嗽，少痰、乏力，并逐渐加重，伴纳呆，体重下降。于 2008 年 5 月 23 日求诊于大连大学附属中山医院，门诊以“咳嗽、胸闷伴乏力一周”为主诉入院，入院诊断：胸腔积液。入院后完善各项检查，血常规：白细胞 3.8×10^9/L（稍低），尿、便常规阴性，血沉 16mm/hr。肝功系列：HBs－Ab 阳性，HBc－Ab 阳性，HBc－IgG 阳性，余阴性。胸水为血性，ADA 8n/L，胸水找到成堆成团癌细胞，中分化腺癌，确诊为肺癌。腹部彩超示：胆囊多发结石，胆囊壁增厚，左肾结石，肝、脾、胰、右肾未见异常。心脏彩超示：左室收缩功能正常，顺气性下降。住院期间静脉点滴治疗（具体用药不详），行单腔静脉穿刺引流，引出血性胸水，3200 余升。患者在住院期间病情反反复复，一直没有得到满意的稳定控制。于 2008 年 6 月 5 日出院。复查肺 CT：右中叶慢性炎症，右侧胸膜增厚，胸膜腔注入卡柏 300mg 防止胸膜粘连。出院后患者又先后在各大医院中西医结合治疗，效果均不佳，一周前患者无明显诱因使病情进一步加重，遂求诊于我院。现症见：神志模糊，面色萎黄，卧床不起，咳嗽加重，咳痰带少量血丝，并感胸闷憋气，咳嗽，活动后更甚，偶有胸闷、乏力，纳少，神疲短气，心烦失眠，潮热汗出，腰膝酸软，怕冷，四肢欠温，大便干燥，2～3 日一行，舌红苔薄黄，脉沉细数。

处方：

西洋参 10g　炒白术 30g　茯苓 30g　炒山药 30g

苏子 10g　白介子 10g　炙麻黄　炙冬花 15g

炙紫菀 15g　陈皮 10g　焦麦芽 30g　焦神曲 30g

炒鸡内金 10g　川贝母 10g　瓜蒌皮 30g　泽泻 30g

猪苓 30g　车前子 30g　鱼腥草 10g　炙黄芪 80g

丹参 30g　芒硝 3g　砂仁 10g

上药清水煎服,每日一剂,少量分温顿服。

2008 年 7 月 4 日二诊:

病人共服药 7 副,咳嗽、咳痰等已明显减轻,精神转好,气力增加,已能下床,大便日一行,纳食增加,但食后有腹胀感。效不更法,原方调整如下:

西洋参 10g　炒白术 30g　茯苓 30g　炒山药 30g

苏子 10g　白介子 10g　炙麻黄　炙冬花 15g

炙紫菀 15g　陈皮 10g　焦麦芽 30g　焦神曲 30g

炒鸡内金 10g　川贝母 10g　瓜蒌皮 30g　泽泻 30g

猪苓 30g　车前子 30g　鱼腥草 10g　炙黄芪 80g

丹参 30g　芒硝 3g　砂仁 10g　薤白 25g

上药清水煎服,每日一剂,日服 2 次分温顿服。

2008 年 7 月 18 日三诊:

病人共服药 21 副,咳嗽、咳痰等皆已消除,精神明显好转,气力增加,生活自理,大便日一行,纳食香甜,但食后有腹胀感。效不更法,原方调整如下:

西洋参 10g　炒白术 30g　茯苓 30g　炒山药 30g

苏子 10g　白介子 10g　炙冬花 15g　玄参 30

炙紫菀 15g　陈皮 10g　焦麦芽 30g　焦神曲 30g

炒鸡内金 10g　浙贝母 30g　瓜蒌皮 30g　猪苓 30g

生牡蛎 30g　鱼腥草 10g　炙黄芪 80g　丹参 30g

芒硝 3g　砂仁 10g　薤白 25g

上药清水煎服，每日一剂，日服 2 次分温顿服。

后随症加减，上方调服 70 余付，病人病情向愈，精神爽快，纳食香甜，生活完全自理，且每天能在户外活动锻炼 5 ~ 6 小时，体重增加 4.5 公斤。后行肺部 CT 扫描复查：双肺通透性良好，癌肿及胸水完全消失，经放射及肿瘤科专家会诊，皆难以置信，但事实面前皆承认肺癌痊愈的现实，叹称“奇迹”。

按语：癌性胸水是晚期肺癌常见的并发症，一般是由于癌细胞侵犯胸膜或癌细胞引起淋巴管阻塞而发生的，增长迅速，不易控制和消除，大量的胸水压迫心、肺、纵隔可引起胸闷、气短、呼吸困难等不适。因此，尽快减少或消除胸水，可缓解因胸水所致的各种症状，从而提高生存质量，延长生存期。癌性胸水可归属中医的悬饮范畴，其发病之因，由于正气虚弱，脏腑功能失调，致气血水运行不利，导致痰浊瘀毒聚结，发生癌瘤。邪流胸胁，阻滞三焦，水饮积结，发为胸水。方中西洋参为君药，具有滋阴补气、化气行水的功效，黄芪、山药、茯苓、白术有益气补肺、利水消肿的功能。苏子、白介子、炙麻黄、炙冬花、炙紫菀宣肺理气、行水利水为辅药；鸡内金、浙贝母、瓜蒌皮解毒散结、宣肺利水为佐药；焦三仙理气、和胃、燥湿健脾为使药。共奏健脾益气、养阴润肺、清肺化痰之功。

七、解氏部分癌症治疗验方的实验研究及临床观察

肺癌一号方

在2008年中华全国中西医老年医学会学术年会上，笔者向与会专家图文并茂地宣讲了近期的研究报告《解氏肺癌1号方对晚期NSCLC患者650例临床对照性研究》。与会的100多名医学专家对此项研究给予高度评价，一致认为，这是对原发性非小细胞肺癌（NSCLC）治疗的一种突破。

原发性非小细胞肺癌（NSCLC）病理机制复杂，恶性程度高，发病隐匿，早期确诊较为困难，发现时80%的患者已属晚期，已失去手术机会。目前，原发性非小细胞肺癌的治疗方法五花八门，但至今尚无一种方法是被世界卫生组织（WHO）确认是真正有效的。目前手术、化疗、放疗、免疫等，是治疗中晚期肺癌的主要手段，但其所产生的毒副反应却往往大于其治疗效果，甚至加速患者的死亡，因此也限制了这些方法的应用。尽管化疗药物不断更新，化疗方案不断优化组合，但化疗疗效尚欠满意。

我们认为，目前所有的治疗方法都是以杀死癌细胞为目的，而其两败俱伤的结果是在所难免的。所以我们提出临床治疗恶性肿瘤要以人为本，对于晚期肺癌，不主张采取伤损元气、杀伤极强的手术和放、化疗等治疗。我们主张“带瘤生存”，充分发挥中医药治疗肺癌的优势，调整机体内环境，增强免疫力，有效改善生存质量，延长生存期。

纳入及评定标准均按国际标准,全部病例随机分组。经统计学处理,两组无明显差异($P>0.05$),具有可比性。治疗组口服中药解氏肺癌一号方,化疗组采用 GP 方案或 TP 方案化疗 2 个疗程。

目前,该研究成果已与美国霍夫金大学肿瘤研究中心等共同合作,争取早日进入三期临床开发,造福人类。

实验研究 1:解氏肺癌一号方对小鼠 Lewis 肺癌作用的研究

摘　要

目的:本文通过建立肺癌的动物模型,应用解氏肺癌一号方对该模型进行干预性治疗。通过观察不同治疗组的小鼠体重及小鼠的瘤重、瘤细胞的细胞凋亡率、细胞增殖核抗原(PCNA)的数据,为解氏肺癌一号方能在临床更好地应用提供理论依据。

方法:取传代后 10d 的 Lewis 肺癌瘤源小鼠,无菌条件下剥取其肿瘤组织,匀浆,制成瘤细胞悬液(计数活细胞数 >95%)。将制备好的细胞悬液以 0.2ml/只,移植于 C57BL/6J 的小鼠右腋皮下,复制小鼠 Lewis 肺癌转移模型。实验第 2 天(造模 24h 后),将接种后的小鼠随机分为模型组、中药组、顺铂组、中药加顺铂组,每组 10 只。模型组:腹腔注射生理盐水 0.6ml;中药组灌服解氏肺癌一号方 0.6ml,60g/kg(为临床成人日用量的 20 倍);顺铂组按 1mg/kg 给药,0.1ml/只腹腔注射;中药加顺铂组灌服中药加注射顺铂,剂量同上。每天一次,共 14 天。第 15 天处死小鼠,取出肿瘤,计算抑瘤率,流式细胞仪测细胞凋亡率,免疫组化法测细胞增殖核抗原(PCNA)。

结果:1. 与模型组相比,各组的抑瘤率和体重比较均有显著意义($P<0.01$),中药组的抑瘤率、体重比较显著高于中药加顺铂组、顺铂组和模型组($P<0.05$),提示解氏肺癌一号方可以明显抑制肿瘤和增加小鼠体重,提高小鼠的生存质量。2. 中药组、中药加顺铂组、顺铂组的 PCNA 指数与模型组比较,经统计学分析有显著的意义($P<0.01$)。中药组与中药加顺铂组、顺铂组比较 PCNA 指数,有显著差异($P<0.05$)。3. 中药组的凋亡率明显高于中药加顺铂组、顺铂组、模型组($P<0.05$)。

结论:抑制肿瘤细胞增殖、诱导肿瘤细胞凋亡可能是解氏肺癌一号方治疗肿瘤的分子机制之一。解氏肺癌一号方在抑制肿瘤和提高小鼠生存质量方面有显著的作用。

关键词:Lewis 肺癌　解氏肺癌一号方　增殖细胞核抗原　细胞凋亡

前　言

肺癌是世界上最常见的威胁人类生命健康的恶性肿瘤之一,也是发病率和死亡率最高的癌症。据世界卫生组织统计,全球发病率以每年 0.5% 的速度增加,而大多数发展中国家还要高出这一水平。全国肿瘤防治研究办公室 1990 年 ~ 1992 年中国恶性肿瘤死亡抽样调查分析,近 20 年来,不论城市还是农村,恶性肿瘤上升幅度最大的均是肺癌,其中城市肺癌死亡率上升了一倍多。随着空气污染的加重及抽烟人数的增多,我国肺癌的发病率和死亡率将持续上升,因此,提高肺癌治疗效果显得尤为迫切和重要。

肺癌生物学特性十分复杂,恶性程度高,80% 的病人确诊已属中晚期,中期非小细胞肺癌的五年生存率只有 15%,晚期非小细胞肺癌的五年生存率不足 2%。

虽然目前综合治疗肺癌取得了较大进展,但无论中医、西医,主要都是以传统的“以毒攻毒”为原则。化疗药物多耐药现象及其严重的毒副作用,妨碍了肺癌治疗的发展。解建国教授根据目前人类暂且不能攻克癌瘤的现实,主张“带瘤生存”治疗新原则,发挥中医学整体观念和辨证施治的优势,在提高患者生存率、生存质量,放化疗增敏减毒等方面取得了可喜的成绩。

据临床观察,经解氏肺癌一号方治疗的病人,生命质量明显提高。解氏中药肺癌一号方无论在抑制或杀伤肿瘤细胞,还是在术后调理、减轻放化疗不良反应、改善症状和体征、提高生存质量等方面,均发挥了重要的作用。

为了进一步证实解氏肺癌一号方的作用,我们以小鼠 Lewis 肺癌为荷瘤动物模型,观察解氏肺癌一号方对小鼠 Lewis 肺癌的抑制作用及其对小鼠生存质量提高的作用。

结　果

一、一般观察

在实验过程中,造模 14 天后,模型组的小鼠行动受阻,反应迟钝。顺铂组的小鼠毛色无光泽,稀疏可见背部皮肤,活动少,疲乏无力,摄食极度减少。中药加顺铂组的小鼠毛色正常,略微稀疏,活动正常,反应尚可,摄食略微减少。中药组小鼠活泼好动,毛色浓密光泽,摄食正常,反应灵敏。

二、小鼠抑瘤率的情况,结果见表 6-1

表 6-1　小鼠的抑瘤率

组别	n	平均瘤重(g)	抑瘤率(%)
模型组	10	2.16 ±1.21	–
中药组	10	1.45 ±0.08	56.31% *
顺铂组	10	1.78 ±1.13	48.76% * #
中药加顺铂组	10	1.42 ±1.06	52.09% * #

结果显示，中药组、顺铂组及中药加顺铂组与模型组比较均有明显的抑瘤作用（P＜0.01），中药组的抑瘤率显著高于中药加顺铂组、顺铂组和模型组（P＜0.05），提示肺癌一号方可以明显抑制肿瘤和增加小鼠体重，提高小鼠的生存质量。

三、各组小鼠体重比较，结果见表6－2

表6－2　小鼠体重

组别	n	小鼠体重（g）
模型组	10	15.56±3.31
中药组	10	19.89±2.31*
顺铂组	10	13.38±2.62*#
中药加顺铂组	10	17.36±2.33*#

结果显示，中药加顺铂组、中药组、顺铂组的小鼠体重和模型组比较有显著差异（P＜0.01），中药组与顺铂组、中药加顺铂组小鼠体重比较，有显著差异（P＜0.05）。

四、细胞凋亡率，结果见表6－3

表6－3　小鼠肿瘤细胞凋亡率

组别	n	凋亡率
模型组	10	3.00±0.32
中药组	10	28.45±2.17*
顺铂组	10	31.23±5.89*#
中药加顺铂组	10	34.63±7.09*#

结果表明，中药组、顺铂组及中药加顺铂组与模型组比较有显著意义（P＜0.01）。中药组的小鼠肿瘤细胞凋亡率明显高于顺铂组和顺铂加中药组（P＜0.05），提示肺癌一号方对小鼠肿瘤有诱

导凋亡的作用。

五、增殖细胞核抗原，结果见表6－4

表6－4　小鼠增殖细胞核抗原

组别	n	PCNA 指数
模型组	10	46.82±6.32
中药组	10	28.65±5.34*
顺铂组	10	36.76±6.01*#
中药加顺铂组	10	33.21±4.89*#

结果显示，各组与模型组 PCNA 指数比较，经统计学分析，有显著意义（$P<0.01$）；中药组和中药加顺铂组、顺铂组、模型组比较，统计学分析，有显著意义（$P<0.05$）。提示肺癌一号方对小鼠有抑制肿瘤细胞增生的作用。

结　论

一、解氏肺癌一号方的深意

肺癌一号方是解建国教授治疗肺癌经验方，在抑制肿瘤，提高患者的生活质量、延长生存期方面有很显著的作用。方剂由西洋参、鱼腥草、白芥子、鸡内金等14味中药组成，具有补肺益气、健脾化痰的功效，能够做到扶正不留邪，驱邪而不伤正。肺脾两虚是肺癌晚期的主要症结所在，故而，补肺益气、健脾化痰是肺癌晚期治疗最根本的法则。

二、带瘤生存观整体，精神内守病安来

解教授认为，肺癌晚期，正气已亏，肺积已成，若再加戟伐之品，邪气受制，正气亦损，邪气寄生于正气，正气不绝，邪气不除，莫非以正气耗竭、邪气将尽为所求？程钟龄《医学心悟》有云："肺体属金,譬若钟然,钟非叩不鸣。风寒暑湿燥火六淫之邪,自外击之则鸣。劳欲情志,饮食炙爆之火,自内攻之则亦鸣。医者不去其鸣钟之具,而日磨挫其钟……钟其能保乎。”正所谓“留得一分正气,便有一分生机”。今人动辄化疗、手术切除瘤体,全然不顾体质如何,宁可自损八百,不肯苟存正气,正气耗竭,肺积未除,是为不当之至。今另辟一途,整体求之,若正气充足,体质强健,无不以正气为导向,调护备至,不以克伐为主;若正气已惫,邪气泛滥,则务期培护正气为治,不可妄加克伐之品或手术、化疗等等。《素问·上古天真论》:“精神内守,病安从来?”今聊借之。罗谦甫《卫生宝鉴》:“心静则万病息,心乱则百病生。”人生颠簸,七情六淫,五志易极,内外交攻,精神不守,形体不坚,神乱生变;若精神内守,心静如水,百变不惊,五脏六腑,推陈出新,气血调和,形体健硕,神匀气定,百病自痊。肺癌患者若能如此,自然气血调和,邪正交争,正气便立于不败之地,何乐而不为,求他若何?是故,孟子云:“吾养吾浩然之气。”是为“带瘤生存观整体,精神内守病安来”之意所在。

三、解氏肺癌一号方的中药药理分析

一号方中的西洋参近年来研究很多,本品为五加科植物西洋参 Panax quinquefolium L. 的干燥根。均系栽培品,秋季采挖,洗净,晒干或低温干燥。性味归经:甘、微苦,凉。归心、肺、肾经。功能主治:补气养阴,清热生津。用于气虚阴亏,内热,咳喘痰血,虚热烦倦,消渴,口燥咽干。药理作用:1. 抗疲劳:西洋参皂甙60mg/kg腹腔注射,有抗疲劳作用,可延长小鼠游泳时间。2. 抗利尿:西洋参皂甙 60mg/kg 腹腔注射,对大鼠有抗利尿作用。3. 耐缺氧:西洋参皂甙 60mg/kg 腹腔注射,可延长缺氧小鼠的存活时间。4. 抗惊厥:西洋参皂甙 60mg/kg 腹腔注射,对戊四唑惊厥及士的宁惊厥死亡率均有降低。5. 其他:西洋参水提物(2g/ml)0.5ml/只灌胃,对小鼠切尾取血毛细管法试验有促进凝血作用。

西洋参皂甙60mg/kg灌胃,对实验性瘀血大鼠,可降低血浆比黏度,增加红细胞膜流动性。西洋参总皂甙能抑制胶原诱导的大鼠血小板聚集。各种现代研究表明,西洋参有效成分能提高机体的特异及非特异性免疫功能,促进免疫细胞因子的产生,并能减轻因肿瘤化疗和放疗造成的免疫功能抑制,因此被认为是一种生物反应调节剂。

鱼腥草(herba houttuyniae)为三白草科多年生草本植物蕺菜的干燥水上部分。性味归经:辛,微寒。归肺经。功效:清热解毒,消痈排脓,利尿通淋。所含成分:全草含挥发油,油中主要成分为甲基正壬酮,月桂油烯,辛酸及月桂醛等,具有特殊臭气。此外尚含有刺激性的蕺菜碱。叶含槲皮甙。花穗及果穗含有异槲皮甙。药理作用:1. 提高机体的免疫力;2. 抗菌的作用;3. 抗病毒作用;4. 利尿作用;5. 有极显著拮抗作用,鱼腥草挥发油能降低TMP的抑菌作用。能增强抗副伤寒及宋内氏痢疾杆菌的作用,故在肯定拮抗作用的同时,亦不应忽视对个别菌株有协同作用;6. 其他作用:鱼腥草尚有镇痛、镇咳、止血、抑制浆液分泌,促进组织再生,伤愈合促进红皮病、银屑病的好转等作用,蕺菜碱有刺激皮肤发泡的作用。

白芥子为辣菜子的种子。归经:肺、肝、脾、胃、心包经。功能:温肺豁痰利气,散结通络止痛。主治:用于寒痰喘咳,胸胁胀痛,痰滞经络,关节麻木、疼痛,痰湿流注,阴疽肿毒。药理作用:1. 刺激作用:治疗神经痛、风湿痛、胸膜炎及扭伤等。2. 芥子粉用作调味剂,使唾液分泌及淀粉酶活性增加,使心脏体积和心率减少。小量可刺激胃黏膜增加胃液及胰液的分泌,有时可缓解顽固性呃逆。内服大量可迅速引起呕吐,可用于麻醉性药物中毒之治疗。3. 抗菌作用:本品所含的异硫氰酸苄酯具有广谱抗菌作用,对酵母菌、20种真菌及数十种其他菌株均有抗菌作用,对革兰氏阴性或阳性细菌的有效抑菌浓度为1:10(2) -3×10(2)。白芥子水浸液在试管内对堇色毛癣菌、许兰氏黄癣菌等有不同程度的抗真菌作用。黄芥子甙水解产生甙元芥子油亦具杀菌作用。

鸡内金为雉科动物家鸡(Gallus gallus domesticus Brisson)的砂囊内壁。性昧归经:甘,寒。归脾、胃、小肠、膀胱经。功效:消食健胃,涩精止遗。药理作用:1. 对人体胃功能的影响:胃运动延长及蠕动波增强,因此胃排空速率加快。鸡内金本身只含微量的胃蛋白酶和淀粉酶,服药后能使胃液的分泌量增加和胃运动增强,认为可能是鸡内金消化吸收后通过体液因素兴奋胃壁的神经肌肉所致。亦有认为是胃激素促进了胃分泌机能。2. 加速放射性锶的排泄。3. 鸡内金不同炮制品对小鼠肠胃推进功能的影响。4. 抗癌作用:体外试验;鸡内金有抑制肿瘤细胞的作用。

四、解氏肺癌一号方的讨论

增殖细胞核抗原(Proliferating Cell Nuclear Antigen 简称 PCNA)由 Miyachi 等于 1978 年在 SLE(系统性红斑狼疮)患者的血清中首次发现并命名,因其只存在于正常增殖细胞及肿瘤细胞内而得名,以后的研究发现 PCNA 与细胞 DNA 合成关系密切,在细胞增殖的启动上起重要作用,是反映细胞增殖状态的良好指标。PCNA 其含量和表达程度反映了细胞的增殖活性,因此可以作为评价细胞增殖状态的一项指标。随着分子生物学技术的发展,人们认识到肿瘤的发生与细胞周期调节失控,细胞过度增殖有关。本实验说明解氏肺癌一号方对肿瘤有一定的抑制作用。

本实验单纯化疗组采用了顺铂,顺铂是治疗恶性肿瘤的主要化疗药物之一,其作用机制通常认为是通过与癌细丙的 DNA 结合形成交联,从而破坏 DNA 的功能,阻止 DNA 的复制。

本实验提示解氏肺癌一号方抑制小鼠 Lewis 肺癌的作用机制可能是通过抑制肿瘤细胞的 PCNA 表达,诱导细胞凋亡来实现的。解氏肺癌一号方可明显改善小鼠的生存质量,增加小鼠的体重。

通过此次试验，建立小鼠模型，实验结束时肉眼观察，模型组的小鼠行动受阻，反应迟钝。顺铂组的小鼠毛色无光泽，稀疏可见背部皮肤，活动少，疲乏无力。中药组小鼠活泼好动，毛色浓密光泽，摄食正常，反应灵敏。中药加顺铂组的小鼠毛色正常，活动正常。可见顺铂的副作用较大，严重影响小鼠的生存质量。而中药组的小鼠毛色浓密，活泼好动，反应灵敏，说明中药对临床症状有很大的改善，而抑瘤率也是有显著意义的，和化疗药联合应用有协同增效的作用。中药组的小鼠的体重是所有组别中最重的，顺铂组的小鼠体重是所有组别中最轻的。肿瘤细胞凋亡率和 PCNA 指数中药组与中药加顺铂组比较没有显著差异。所以，在综合治疗中，解氏肺癌一号方组是最好的，是抑制肿瘤、提高生存质量效果最明显的一组。在临床中解氏肺癌一号方的应用，好比战场上敌我双方力量均等，围而不攻，既能控制敌人，又能让自己得到休养生息，兵强马壮。这就是“带瘤生存”要达到的目的。

结 论

1. 解氏肺癌一号方可有效抑制肿瘤，并可明显增强小鼠体质，增加小鼠的体重，提高生存质量。

2. 解氏肺癌一号方可抑制肿瘤细胞增殖，诱导肿瘤细胞凋亡。

3. 解氏肺癌一号方的临床应用前景广阔，作用于肿瘤的机制是多途径、多靶点的，其他的作用机制仍需我们进一步研究。

附图：

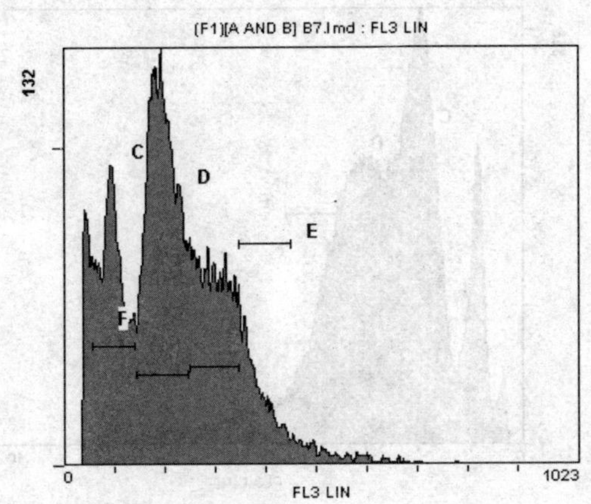

图 6－1　中药加顺铂组的细胞凋亡图

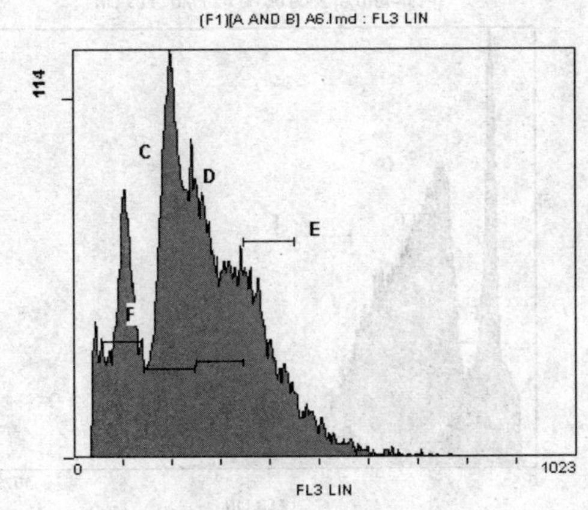

图 6－2　中药组细胞凋亡

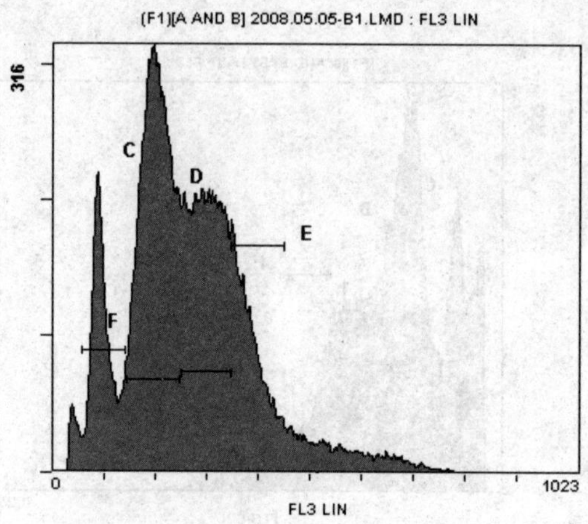

图 6－3　模型组的细胞凋亡率

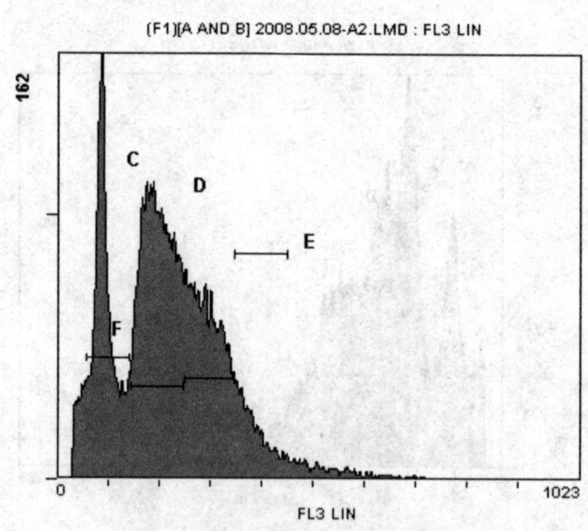

图 6－4　顺铂组的细胞凋亡

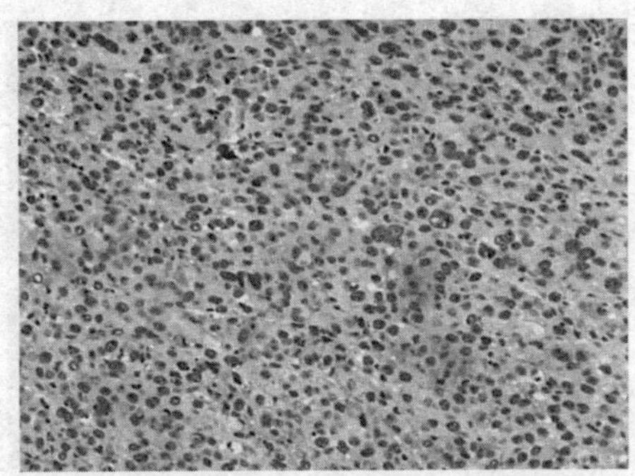

图 6－5　模型组的 PCNA 阳性表达 100

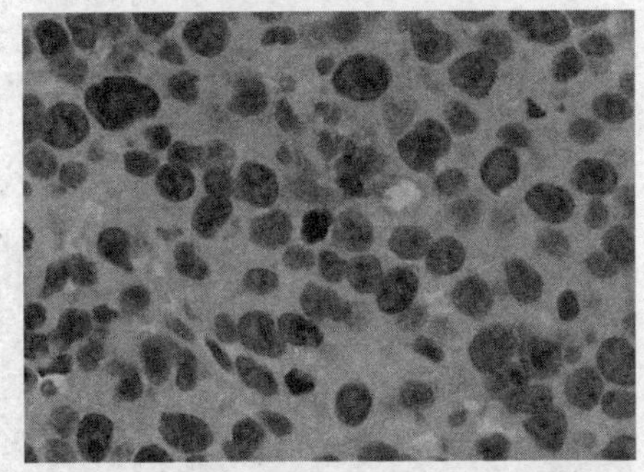

图 6－6　模型组的 PCNA 阳性表达 400

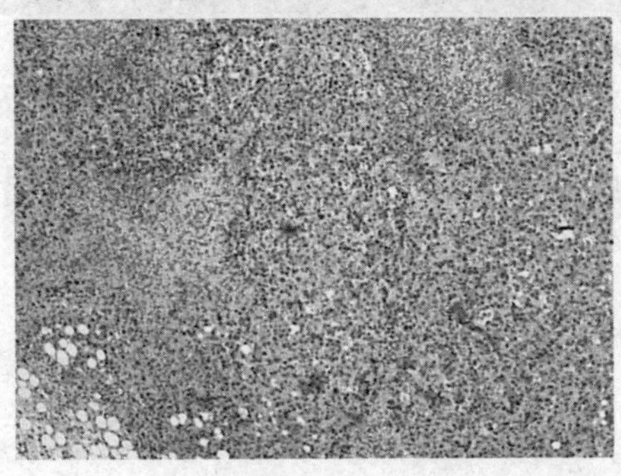

图 6－7　中药加顺铂组的 PCNA 弱阳性表达 100

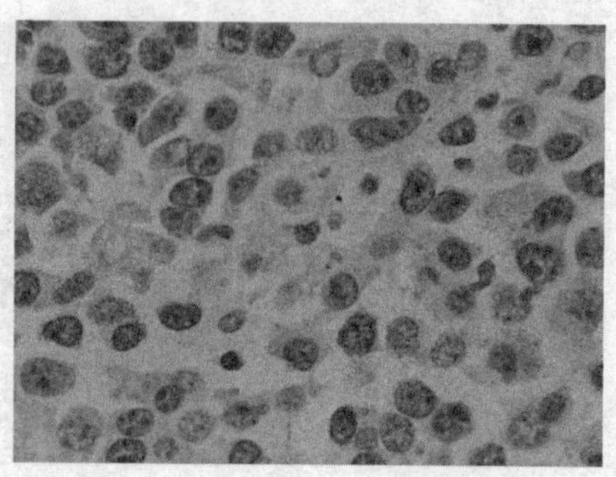

图6－8　顺铂组的PCNA弱阳性表达400

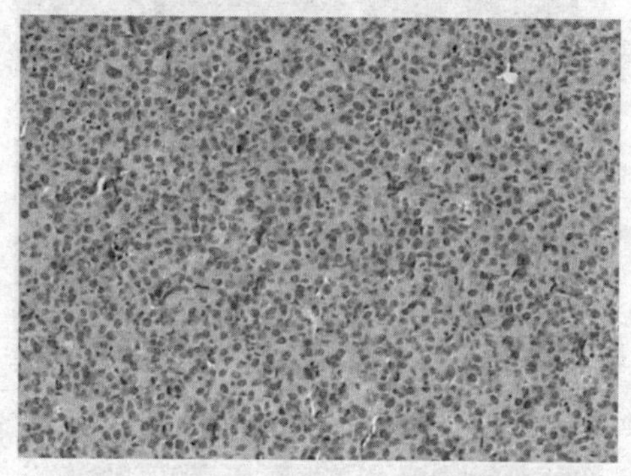

图6－9　中药组的PCNA很少量的表达

（硕士生:邬明岐　导　师:解建国　研究成员:刘毓姿　李文银　朱国庆　孙玉发　李吉庆）

实验研究2:解氏肺癌一号方对小鼠 Lewis 肺癌治疗价值的研究

摘　要

目的:原发性支气管肺癌(简称肺癌)是指起源于支气管黏膜或腺体的恶性肿瘤,目前临床上还难以找到针对各种类型肺癌完全有效的治疗措施。中西医结合治疗肺癌,既可以发挥化疗的抗癌作用,又可以充分发挥中医中药的扶正作用。通过本次动物药学试验,期冀证实解氏肺癌一号方相比单纯西医化疗有更加满意的临床疗效。

方法:取接种 Lewis 肺癌 10－14d 的 C57BL/6J 荷瘤小鼠,处死后无菌条件下取瘤组织,按肿瘤质量(g)与生理盐水(ml)1∶3 匀浆,制成瘤细胞悬液。另取 C57BL/6J 小鼠(18－22g)40 只,全部小鼠均将制备好的细胞悬液以 0.2ml/只,移植于小鼠右腋皮下,复制小鼠 Lewis 肺癌转移模型。实验第2天(造模 24h 后),将接种后的小鼠随机分为模型组、中药组、顺铂组、中药加顺铂组,每组 10 只。模型组:灌服生理盐水 0.6ml;中药组灌服解氏肺癌一号方 0.6ml,60g/kg(为临床成人日用量的 20 倍);顺铂组按 1mg/kg给药,0.1ml/只腹腔注射;中药加顺铂组灌服中药加注射顺铂,剂量同上。每天一次,共 14 天。于第 15 天脱颈椎处死小鼠,称重小鼠,取出肿瘤,计算抑瘤率,微血管密度(MVD),和血管内皮生长因子(VEGF)。

结果:1.解氏肺癌一号方对肿瘤重量及生长抑制率的影响:解氏肺癌一号方治疗组,化疗组及解氏肺癌一号方与化疗药联合治疗组抑瘤率均高于对照组;解氏肺癌一号方治疗组的抑瘤率高于联合组、化疗组和对照组,提示解氏肺癌一号方不仅对于

C57BL/6J小鼠 Lewis 肺癌实体瘤有抑制作用,而且与化疗相比抑瘤作用更加明显。

2. 解氏肺癌一号方对体重变化的影响:解氏肺癌一号方治疗组,解氏肺癌一号方与化疗药联合治疗组体重增加,高于对照组。而化疗组体重较对照组明显减轻,提示解氏肺癌一号方治疗可以使荷瘤小鼠体重明显增加,改善小鼠生存质量,而化疗可使荷瘤小鼠体重下降,影响小鼠生存质量。

3. 解氏肺癌一号方对 MVD 的影响:解氏肺癌一号方治疗组,化疗组及解氏肺癌一号方与化疗药联合治疗组 MVD 表达均较对照组明显下调;同时解氏肺癌一号方治疗组的 MVD 表达较联合组、化疗组和对照组明显下调,提示解氏肺癌一号方可以使荷瘤小鼠 MVD 表达明显抑制,从而抑制肿瘤的生成和扩散。

4. 解氏肺癌一号方对 VEGF 的影响:肺癌一号治疗组,解氏肺癌一号方与化疗药联合治疗组的 VEGF 表达较对照组下调,单纯化疗组 VEGF 对照组无明显统计学差异,提示解氏肺癌一号方单独使用以及与化疗药物联合应用均可以使荷瘤小鼠 VEGF 表达明显抑制,从而抑制肿瘤的生成和扩散。

结论:在实验室条件下,进一步证实了解氏肺癌一号方治疗组抑瘤率以及 MVG 和 VEGF 的控制方面明显优于对照组及化疗组,同时证明一号方不良反应明显较联合组及化疗组轻微,实验室条件下抑瘤减毒作用明确。

前　言

目前针对肺癌的治疗方案五花八门,对各种治疗方案效果的实验室指标测评就显得尤为重要。其中哈佛大学 Folkman 教授在1971 年首次将肿瘤增长 1mm 过程中出现新血管生成的现象定义为血管生成,提出抗肿瘤血管生长是治疗肿瘤的有效策略,目前,这一观点被广泛接受。大量研究表明，任何原发或转移肿瘤直径超过1～2mm都必须有血管长入，肿瘤血管生成是肿瘤增殖转移的内在条件，并且，恶性肿瘤微血管密度较良性肿瘤和正常黏膜组织为高。微血管密度是反映肿瘤预后方面的一个独立且重要的因素，在众多与肿瘤血管生成的相关细胞因子中，血管内皮生长因子(Vessel endoderm growth factor VEGF)是目前发现的最强大的刺激血管内皮的因子，通过增加血管通透性和促进血管细胞的分裂增殖导致新生血管生成。研究证实，MVD同VEGF表达呈明显正相关。

解氏肺癌一号方(由西洋参、白芥子、鱼腥草、鸡内金等14味中药组成)是解建国教授在长期临床探索中归纳总结的有效处方，经受了多次大规模循证医学的检验，同时完成了多项课题。实践证明，临床应用疗效确切显著，能有效改善和控制晚期肺癌生化病理结构，提高缩瘤率，明显改善临床症状，消除和减轻放、化疗出现的头晕耳鸣、腰酸腿软、神疲乏力、五心烦热等精气衰疲之症，并能提高生活质量，延长患者生命，增强免疫功能。通过本次动物药学试验，期冀证实解氏肺癌一号方相比单纯西医化疗有更加满意的临床疗效。我们以小鼠移植性Lewis肺癌为荷瘤动物模型，分别观察解氏肺癌一号方对小鼠移植性Lewis肺癌的抑制作用及其与顺铂联合应用时对顺铂的抑瘤增效作用，以便为临床上使用解氏肺癌一号方治疗肺癌提供科学的实验依据，从而为进一步开发解氏肺癌一号方奠定基础。同时，为治疗方案提出试验依据，指导有效的中西医结合个体化治疗方案的制定。

结　果

1. 解氏肺癌一号方对肿瘤重量及生长抑制率的影响

解氏肺癌一号方治疗组，化疗组及解氏肺癌一号方与化疗药联合治疗组肿瘤重量均低于对照组，而抑瘤率均高于对照组（P 均 <0.05）；解氏肺癌一号方治疗组及解氏肺癌一号方与化疗药联合治疗组的瘤重明显低于对照组和化疗组，而抑瘤率明显高于对照组和化疗组（P<0.01）；解氏肺癌一号方治疗组的瘤重明显低于联合治疗组，而抑瘤率明显高于联合治疗组（P<0.01），提示解氏肺癌一号方不仅对于 C57BL/6J 小鼠 Lewis 肺癌实体瘤有抑制作用，而且与单纯化疗组相比抑瘤作用更加明显，详见表 6－5。

表 6－5　小鼠的抑瘤率

组别	剂量	给药方式	平均瘤重(g)	抑制率(%)
对照组		po	2.691 ±0.70	
化疗组	1mg/kg	ip	1.273 ±0.36	52.69[2)]
中药组	60g/kg	po	1.047 ±0.19	61.02[1)]
中药＋化疗组	60g＋1mg/kg	po＋ip	1.599 ±0.31	40.58[2)]

注：与对照组比较：[1)] P<0.01，[2)] P <0.05。

2. 解氏肺癌一号方对体重变化的影响

解氏肺癌一号方治疗组，解氏肺癌一号方与化疗药联合治疗组体重增加分别为 2.89 ±0.30g，2.81 ±0.25g，高于对照组的 1.30 ±0.21g（p<0.01），而化疗组体重减轻为 1.02 ±0.22g，较对照组明显减轻（p<0.01），提示解氏肺癌一号方治疗可以使荷瘤小鼠体重明显增加，改善小鼠生存质量，而化疗可使荷瘤小鼠体重下降，影响小鼠生存质量，详见表 6－6。

表6－6　小鼠体重

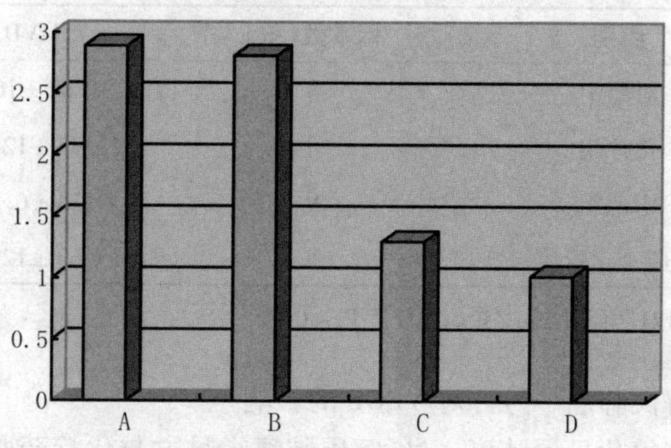

A:中药组;B:中药+化疗组;C:对照组;D:化疗组;与正常对照组比较 P<0.01

3.解氏肺癌一号方对MVD的影响

免疫组化显示解氏肺癌一号方,解氏肺癌一号方与化疗药联合治疗组的MVD分别为9.24±6.81,15.63±12.75,而对照组MVD为31.81±16.21,化疗组MVD为22.95±11.87,证明解氏肺癌一号方及解氏肺癌一号方与化疗药联合治疗组的MVD表达较对照组及化疗组下调均有统计学差异(P<0.01),同时解氏肺癌一号方治疗组MVD表达较联合组明显下调(P<0.01),提示解氏肺癌一号方单独应用可以使荷瘤小鼠MVD表达明显抑制,效果明显优于联合治疗组及单纯化疗组,明显抑制肿瘤的生成和扩散,详见表6－7。

表 6-7 小鼠 MVD 表达

组别	标本数(张)	MVD
对照组	8	31.82 ±16.22
化疗组	8	22.95 ±12.87[1)]
中药组	9	9.24 ±6.81[1)]
中药 + 化疗组	8	15.63 ±12.75[1)]

注:与对照组比较:[1)] P<0.01,[2)] P <0.05。

4. 解氏肺癌一号方对 VEGF 的影响

免疫组化显示肺癌一号,解氏肺癌一号方与化疗药联合治疗组的 VEGF 分别为 8.34 ±2.94,12.02 ±4.57,而对照组 VEGF 为 16.12 ±4.72,表达较对照组下调(P<0.05)有统计学差异,单纯化疗组 VEGF 为 13.60 ±4.12较对照组无明显统计学差异(P>0.05),同时解氏肺癌一号方治疗组 VEGF 较化疗组及联合治疗组明显下调(P<0.01),提示解氏肺癌一号方单独使用可以使荷瘤小鼠 VEGF 表达明显抑制,且明显优于单纯化疗组及联合组,能够明显抑制肿瘤的生成和扩散,详见表 6-8。

表 6-8 小鼠肿瘤 VEGF 表达

组别	标本数(张)	VEGF
对照组	8	16.12 ±4.72
化疗组	8	13.60 ±4.12
中药组	9	8.34 ±2.94[2)]
中药 + 化疗组	8	12.02 ±4.57[2)]

注:与对照组比较:[1)] P<0.01,[2)] P <0.05。

讨 论

尽管不同脏器的癌肿各具特征，但却有其共同的发生发展规律，探索这一规律，对提高中药防治恶性肿瘤的疗效有着深远的意义。中医临床工作者在前人认识的基础上，对恶性肿瘤的发生机制进行了研究，“癌毒—正虚”致病说已成为大家的共识。

癌毒是一种苛疠的邪毒，具有严重而广泛的致病性，具体地说，有如下致病特点：

1. 耗损正气。这是癌毒最基本的特点。癌毒内生于脏腑组织，进而破坏其功能，耗损正气以自养。所以，癌肿患者，常有不断加剧的虚弱症候。病之初期伤气，继则耗及阴血，终则耗损阳气，导致气血阴阳俱虚。因而晚期患者常可见到肌瘦骨立、大肉尽脱、面色晦暗、两目无神、齿燥发稀等恶病质状态。并且，癌毒之性苛酷，消亡正气不仅面广并且迅速，若治不及时，常在短期内使机体衰竭、精气耗散、阴阳离决而死亡。

2. 酿生痰瘀。癌毒是逐步产生的，在癌毒产生之前，各种致病因素业已使脏腑功能失调，体内有可能存在着气滞、血瘀、痰凝、湿聚等一列病理变化。癌毒既生之后，危害脏腑功能，影响气血运行，水津布散，使脉络瘀阻，水湿凝聚，从而产生新的瘀滞痰湿，这样癌毒和瘀滞痰湿等病因互为孳生，形成癌肿特有的复杂性和危害性。如食管癌患者，癌毒结于食管，酿生痰瘀，患者梗哽不顺，得食即吐，呕恶痰涎或腐肉浊血。又如肝癌患者，癌毒伤肝，气郁血滞，肝脉瘀阻，形成肋下肿块，进一步木横克土，脾虚湿盛，又可并发鼓胀、黄疸；或瘀阻伤络，络损血溢，出现呕血黑便。此时其症候常一如杂病中痰瘀疾患之表现，但其发展之快，预后之恶，又远甚于一般的内科杂病。

3. 广泛侵袭。西医学证明,恶性肿瘤可以通过血道、淋巴道、邻近器官种植三条途径转移他脏。中晚期恶性肿瘤者常合并有淋巴结和其他脏器转移癌,这与癌毒的广泛侵袭性有密切关系。癌瘤产生于局部,随着病情的进展,正气渐亏,不能抗邪,癌毒便流窜经络,侵袭他脏,形成转移癌。如肠癌、胃癌癌毒常侵袭至肝,肺癌癌毒常侵袭至脑或骨。其他如鼻咽癌转至脑,乳腺癌转至肺等,使脏腑功能进一步受损,病情加剧。

4. 癌毒难清。癌毒是一种内生的邪毒,根于脏腑组织之中,根深蒂固,胶着难清。到目前为止,除早期原位癌外,单一的手术、化疗、放疗均不足以根治癌细胞,加之其广泛侵袭、流窜的特点,越发显得其顽固难治。

正气不足是癌症的内在依据。《内经》云:"邪之所凑,其气必虚。"恶性肿瘤的发生发展也和机体的正气不足密切相关。事实上正气不足,贯穿在恶性肿瘤的始终。当六淫七情侵袭机体,浊邪停聚时,若机体正气来复,能祛邪外出,则癌毒不得产生,或即使产生,也能及时清除,使痼邪消散于无形;若正气亏虚,阴阳失调,不能及时地祛邪外出,致使浊邪长期停滞于体内时,才能酿生癌毒,致生癌肿。因而,正气不足是恶性肿瘤发生发展的内在条件,诚如明李中梓著《医宗必读》所曰:"积之成者,正气不足而后邪气踞之。"清余听鸿《证医案汇编》亦曰:"正气虚则成癌。"

西医学认为,人体免疫系统有免疫监视作用。当机体正常细胞发生突变时,免疫活性细胞能及时地识别并加以清除。当机体免疫功能缺陷或减弱时,免疫监视功能失调,不能消灭体内连续发生的突变细胞而有利于肿瘤生长。目前,肿瘤免疫学已经证实,癌症患者有免疫功能紊乱,特别是 T 淋巴细胞、NK 细胞功能低下。值得注意的是,恶性肿瘤患者正气不足的最初变化往往是局部的、内在的，并不一定以显见的症状表现出来，特别是在早期症状隐匿的时候，如罗金才称为“潜证”。西医学所用的许多检查方法，丰富了我们的四诊。免疫学所揭示的癌症患者 T 淋巴细胞功能低下，表现为淋巴细胞转换率降低，花环形成率降低，醋酸萘酯酶标记 T 淋巴细胞活性降低等，从一个方面揭示其早期正气不足的微观变化。

肺以脾所运化输布的水谷精微为营养，才能使其功能活动得到保障；而脾运化水谷和水湿的功能，也需要肺的宣降、通调水道功能来实现。如果脾气虚损，会导致肺气不足，出现疲乏倦怠、少气懒言等症。若脾虚运化失调，水湿内停，生成痰饮，也会影响肺的宣降功能，出现咳嗽、喘息等症。而肺气虚衰，无法通调水道，水湿内停，则会使脾阳受阻，出现腹胀、便溏、水肿等症。肺脾两虚则是肺癌晚期的主要症结所在。认识到肺脾之间的辩证关系，是有效解决肺癌中医治疗的关键。我们在临床工作中，以健脾清肺为原则，合理配置肺癌一号组方。

肺癌一号方是解建国教授经过多年的研究和开发，于临床探索中归纳总结的有效处方，经受了多次大规模循证医学的检验。该药由西洋参、白芥子、鱼腥草、鸡内金等 14 味中药组成，全方重在补肺益气、健脾化痰，14 味中药共同起到固气培本之功效，有效调节阴阳平衡，维持内外环境稳定。本动物实验有效证实了该药对 Lewis 肺癌小鼠模型有抑制肿瘤生长的作用，单独应用解氏肺癌一号方与联合应用治疗组对肿瘤的抑制作用均优于单纯化疗组和对照组。值得注意的是，解氏肺癌一号方在明显抑制肿瘤生成的同时，发挥了有效的减毒作用。解氏肺癌一号方虽以补益为主，却在实验室条件下显示出对肿瘤的明显抑制作用，且提示抑瘤作用明显优于传统化疗药物，使我们更加深刻地理解了祖国传统医学中所提倡的扶正祛邪,正确看待扶正与驱邪的辩证关系。

结　论

通过本次试验,在实验室条件下,进一步证实了解氏肺癌一号方治疗组,一号方联合化疗药物组抑瘤率以及 MVD 和 VEGF 的控制方面明显优于对照组,两者比较具有统计学意义。同时解氏肺癌一号方单纯治疗组抑瘤效果确切,从小鼠皮毛光泽度及小鼠体重方面比较证明一号方组不良反应明显较化疗组轻微,实验室结果为临床应用提供了很好的参考借鉴作用。解氏肺癌一号方相关作用机理与本身良好的抗癌作用和增强机体免疫力有关,具体药理机制有待在今后的临床和实验室检测中进一步探讨。

附图:

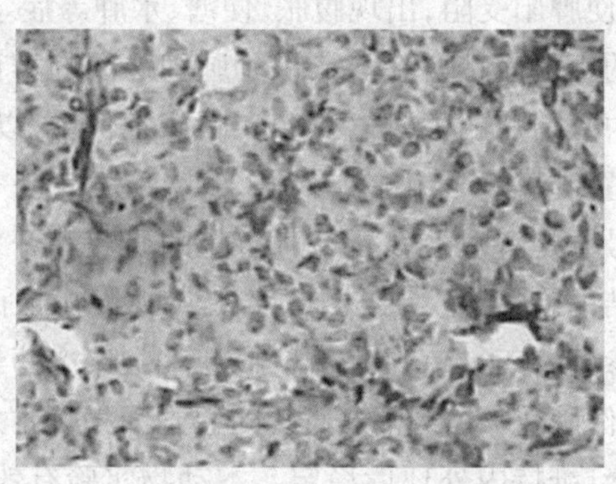

图 6－10　MVD 中药＋化疗组

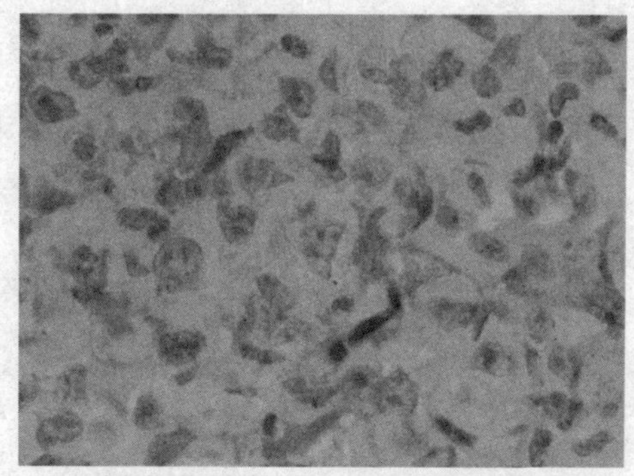

图 6 – 11　MVD 中药组

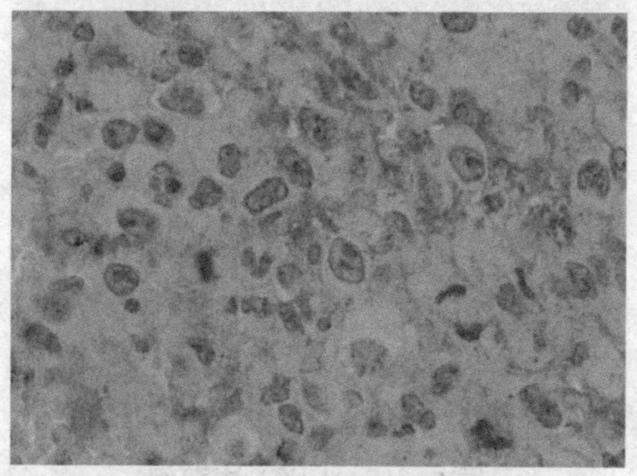

图 6 – 12　MVD 化疗组

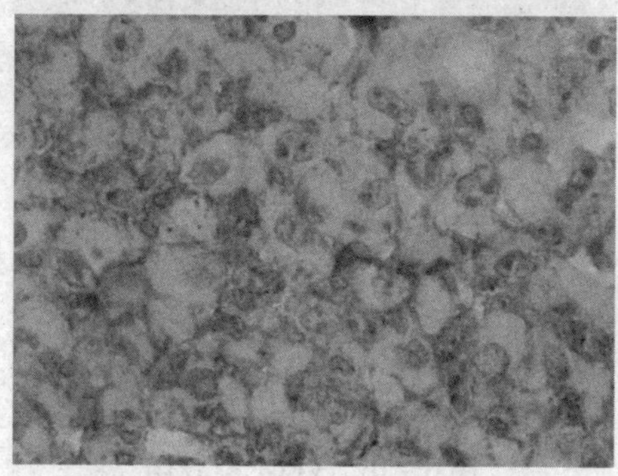

图 6 – 13　MVD 对照组

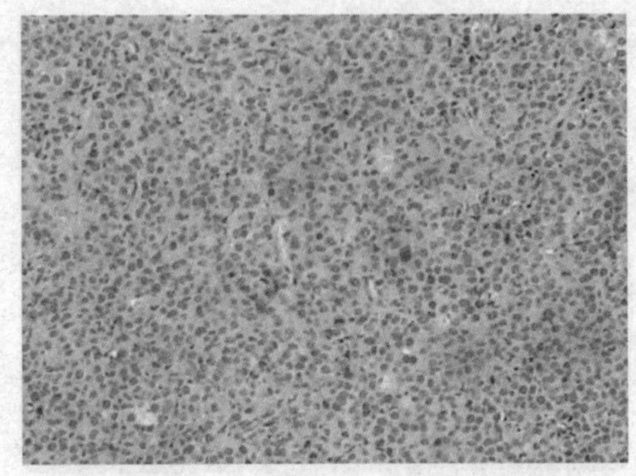

图 6－14　VEGF 中药＋化疗组

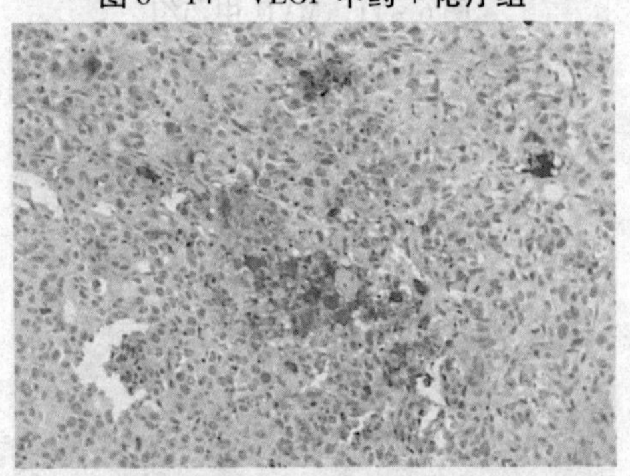

图 6－15　VEGF 中药组

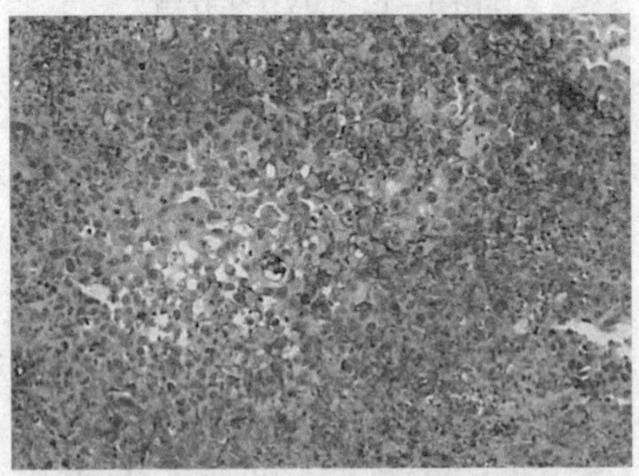

图 6－16　VEGF 化疗组

图 6－17　VEGF 对照组

（硕士生:朱峰　导师:解建国　研究成员:刘毓姿　李文银　朱国庆　孙玉发　李吉庆）

临床研究 1:解氏肺癌一号方对晚期难治性 NSCLC 患者免疫功能及血清 CYFRA21－1 影响的对照研究

摘　要

目的:本课题将通过对 100 例难治性非小细胞肺癌（NSCLC）患者采用肺癌一号方治疗（治疗组 52 例）及单一化疗治疗（对照组 48 例），作近期疗效、生活质量、毒副反应、免疫功能水平、肿瘤标志物含量的对照观察研究，以进一步明确肺癌一号方对非小细胞肺癌的治疗作用，并探讨其治疗非小细胞肺癌的可能作用机理，为中医药治疗非小细胞肺癌提供相关理论依据。

方法:将符合纳入标准的晚期非小细胞肺癌病例 100 例，按治疗情况分为中医治疗组和化疗对照组两组，进行前瞻性研究。中医治疗组予以口服中药解氏肺癌一号方治疗，并随症加减，日一剂，分两次或多次分服，一个月为一个疗程，观察期为三个疗程；化疗组采用的化疗方案为晚期 NSCLC 常规推荐方案 GP 或 TP 方案，以三个星期为一个疗程，共做三个疗程，观察期为化疗开始前至化疗结束后两周止。然后观察两组患者治疗前后临床症状、生活质量、体重变化，及时观测瘤体大小、T 淋巴细胞亚群、肿瘤标志物细胞角蛋白 19 片段（CYFRA21－1）等指标的变化以及药物不良反应等情况，并进行比较。

结　果

1. 瘤体变化：肺癌一号方组治疗后有效率为 9.62%，稳定率为 76.92%，与化疗组比较，有效率无明显差异（$P>0.05$），但稳定率具有显著性差异（$P<0.01$）；

2. 临床症状积分：两组治疗后临床症状积分均较治疗前减少，但解氏肺癌一号方治疗后下降更明显，与化疗组治疗后比较有显著性差异（$P<0.01$）；

3. 生活质量评估：疗程结束后，解氏肺癌一号组 KPS 评分增加 27 例，稳定 17 例，降低 8 例，提高稳定率为 84.62%；化疗组增加 11 例，稳定 10 例，降低 27 例，提高稳定率为 43.75%。两组比较有显著性差异（$P<0.01$）；

4. 体重变化：解氏肺癌一号方组能保持和增加体重，提高稳定率为 76.92%，优于化疗组 39.58%（$P<0.05$）；

5. 毒性反应：解氏肺癌一号方组毒性反应少，仅有 1 例出现Ⅰ度肾功能损害，化疗组则有骨髓抑制及一定程度的肝肾功能损害。

6. 免疫指标及 CYFRA21－1 水平：解氏肺癌一号方组治疗后 T 细胞总数、辅助性 T 细胞及 NK 细胞水平均高于化疗组，而抑制性T细胞水平及CYFRA21-1水平均低于化疗组。

结 论

1. 解氏肺癌一号方能改善患者临床症状，特别是在咳嗽、纳差、气短、乏力、发热等症状缓解方面，具有良好的疗效；

2. 解氏肺癌一号方能稳定瘤体、抑制肺癌的发展，能提高生活质量、增加体重；

3. 解氏肺癌一号方能增加T细胞、NK细胞的数量或增强其功能，提高机体细胞免疫功能，具有一定的增效作用；

4. 解氏肺癌一号方可以减低CYFR21-1的含量，调整肿瘤标志物的水平和表达，改善机体的物质代谢，恢复体内阴阳失衡。

一、研究对象：

晚期难治性非小细胞肺癌患者。

二、病例选择：

1. 诊断标准：经细胞学、病理学做出诊断者，或有典型的影像学表现，并有相应的症状、体征而做出临床诊断者。

2. 设定病例纳入标准：①全部病例均经胸片或CT检查，并经病理或细胞学检查证实为原发性肺鳞癌或腺癌的Ⅲ期或Ⅳ期患者；②患者多为已失去手术和放化疗时机或明确拒绝手术和放化疗治疗者；③末次化疗时间大于4周；④中医辨证分型符合精气衰惫毒瘀肺络型；⑤年龄40~80岁之间；⑥卡氏评分(KPS)生活质量在50分以上者；⑦无药物及食物过敏者；⑧患者愿意接受本方案治疗，能按医嘱坚持服药，依从性好者。

3. 病例排除标准：①不符合纳入标准；②合并心、肝、肾、造血系统等严重原发病及精神病患者；③妊娠及哺乳期妇女；④依从性差。

4. 精气衰惫毒瘀肺络型主症：神疲乏力甚者精神恍惚、胸闷咳喘，张口抬肩甚或鼻翼翕动，咳痰胶黏难咯，痰色或白或黄白相间，兼气短懒言、腰酸膝软、头晕耳鸣、恶寒怕冷或潮热盗汗、面色淡白或黧黑、舌淡紫边有齿痕苔白或腻，脉微而细或细数。

三、研究方法：

1. 病例分组：共收集病例 100 例，按治疗情况分组：

(1)解氏肺癌一号方组(Ⅰ):52 例，男性 35 例，女性 17 例，平均年龄 64.7 岁，其中鳞癌 17 例，腺癌 35 例，病例均收集于大连市中心医院中医专家门诊病人。

(2)化疗对照组(Ⅱ):48 例，男性 29 例，女性 19 例，平均年龄 61.9 岁，其中鳞癌 23 例，腺癌 25 例，病例均收集于大连市中心医院肿瘤科住院病人。

表 6-9　一般资料比较

组别	例数	性别		平均年龄	病理分型	
		男	女		鳞癌	腺癌
Ⅰ组	52	35	17	64.7	17	35
Ⅱ组	48	29	19	61.9	23	25

注：经单因素方差分析，两组在年龄、性别、病理类型方面组间比较均为 $P>0.05$，具有可比性。

2. 治疗方法：

(1)化疗方案：单纯西医组病例采用的化疗方案为晚期 NSCLC 常规推荐方案。①GP 方案(Gemzar、PDD)：健择(Gemzar)用 $1g/m^2$ 静滴(30 分钟)第 1、第 8 天；顺铂(Cisplatin，PDD)用 $80\ mg/m^2$，静滴(水化)第 2 天。28 天为 1 个周期，共做 3 个周期。②或 TP 方案(TAX、PDD)：紫杉醇 $135\ mg/m^2$ 静滴，DDP80 mg/m^2 静滴。21 天为 1 个周期，共做 3 个周期。观察期为化疗开始前至化疗结束后 2 周止。

(2)中医治疗:以解建国教授研制的经验方——解氏肺癌一号方(由西洋参、白介子、鱼腥草、鸡内金等14味中药组成)为主方,随症加减,煎为汤剂,日一剂,分两次或多次分服,一个月为一疗程,观察期为三个疗程。

3. 记录方法:每个患者均填写《肺癌患者临床信息采集表》

4. 观测指标:

(1)瘤体大小(T):根据治疗前后CT、MRI和X片测量瘤体大小进行比较。实体瘤疗效评定标准按国际通用的实体瘤疗效标准分为:

完全缓解(CR):所有可见病灶完全消失,至少维持4周以上;

部分缓解(PR):肿瘤病灶的最大横径及最大垂直径的乘积缩小50%以上,至少维持4周以上;

好转(MR):肿瘤病灶的两栏乘积缩小25%以上但<50%,且无新病灶出现;

稳定(SD):肿瘤病灶的两径乘积缩小<25%,或增大<25%,且无新病灶出现;

进展(PD):肿瘤病灶的两径乘积增大>25%,或出现新病灶。

评价方法T1(有效):CR+PR;T2(稳定):SD;T3(进展):PD。

(2)临床症状(S):判定指标中医症状根据临床观察分为4级:计分方法是无症状计0分、轻度计1分、中度计2分、重度计3分。治疗前后根据症状出现情况记录。肺癌主要症状的分级情况见表6-10。

表6-10 肺癌症状分度表

症 状	无症状(-)	轻度(+)	中度(++)	重度(+++)
咳 嗽	无	偶 咳	间断咳嗽	咳嗽频作
咳 痰	无	偶有咳痰	咳痰量少	咳痰量多

症 状	无症状(－)	轻度(＋)	中度(＋＋)	重度(＋＋＋)
咳 血	无	痰中有血丝	痰中带血	咳血量多
胸 闷	无	偶有胸闷	胸闷时作	胸闷频作
气 短	无	稍感气短	动则气短	气短明显不动兼喘
乏 力	无	可坚持体力劳动	勉强坚持日常工作	不能坚持日常工作
胸 痛	无	偶有胸痛	胸痛时作	胸痛常发需服药缓解
发 热	无	<38.5℃	<39.5℃	≥39.5℃
胃 纳	无改变	稍欠	少食	不欲食

评价方法：治疗前和治疗后症状分数分别相加总计积分情况比较（疗前症状积分/疗后症状积分）。

$$症状积分=\frac{(治疗前评分-治疗后评分)\times 100\%}{治疗前评分}$$

S1（显效）：症状消失，或症状积分减少≥70；

S2（有效）：症状减轻，积分减少≥50%；

S3（稳定）：25%症状积分减少<50%；

S4（无效）：症状无减轻或减轻<25%。

（3）生活质量（K）：判定标准采用卡氏（Karnofsky）评分方法，治疗前后行生活质量判定。附表3。

（4）体重（G）：判定指标治疗前后均测体重2次（连续2天）取平均值。

判定指标，显效：疗后较疗前体重增加≥1.5kg；有效：疗后较疗前体重增加≥1kg；无效：疗后较疗前体重无增加或增加不足

1kg。

(5)细胞免疫功能指标,包括 NKC 及 T 细胞亚群。治疗前后应用流式细胞仪对外周血 T 细胞亚群进行检测(检验科测定)。

免疫功能(M)指标变化与治疗前后比较按 ±10% 的标准评级,即 M 较治疗前提高 > 10% 为提高,M 提高 < 10% 或下降 < 10% 为稳定,M 下降≥10% 为下降。

表 6-11　卡劳夫斯基(Karnofsky)生活质量评分标准

生活质量	记分
一切正常,无不适病症	100
能进行正常活动,有轻微病症	90
勉强可以进行正常活动,有一些症状或体征	80
生活可自理,但不能维持正常活动或重的工作	70
生活能大部分自理,但偶尔需要帮助	60
需要别人更多的帮助,并经常需要医疗护理	50
失去生活能力,需要特别照顾和帮助	40
严重失去生活能力,需住院,但暂无死亡威胁	30
病重,需要住院和积极的支持治疗	20
垂危	10
死亡	0

(6)肿瘤标志物 CYFRA21-1:分别于治疗前后测两组 CYFRA21-1 量(检验科测定)进行比较。

(7)毒副反应(主要为消化道反应、肝肾功能和骨髓抑制方面),详见表 6-12。

表 6－12　急性和亚急性化疗毒副反应的分度标准按 WHO 的分度标准

	0 度	Ⅰ度	Ⅱ度	Ⅲ度	Ⅳ度
血红蛋白(克)	≥11.0	9.5－10.9	8.0－9.4	6.5－7.9	<6.5
白细胞（千）	≥4.0	3.0－9.0	2.0－2.9	1.0－7.9	<1.0
粒细胞（千）	≥2.0	1.5－1.9	1.0－1.4	0.5－0.9	<0.5
血小板（万）	≥10.0	7.5－9.9	5.0－7.4	2.5－4.9	<2.5
血清转氨酶	≤1.25×N	1.26－2.5×N	2.6－5×N	5－10×N	>10×N
BUN(umol/L)	≤7.14	7.5－14.28	14.6－21.42	>21.42	症状性尿毒症
肌酐(umol/L)	≤106.1	114.9－176.8	185.6－353.6	>353.6	症状性尿毒症

注:N 为正常值

5. 统计学方法:使用 SPSS 11.5 统计软件对数据进行统计分析,所有数据均用均数±标准差表示,一般临床资料组间比较采用单因素方差分析,等级资料采用 X2 检验,同组治疗前后指标变化。变化用 t 检验,$P<0.05$,认为有统计学意义。

结　果

一、两组治疗原发性非小细胞肺癌近期疗效

结果显示:Ⅰ组的有效率为 9.62%,稳定率为 76.92%;Ⅱ组的有效率为 12.5%,稳定率为 49.17%。经统计学 X2 检验后,两组间的有效率无明显差异($P>0.05$),但稳定率具有显著性差异($P<0.01$),详见表 6－13。

表 6－13　两组治疗肿瘤疗效比较(n)

组别	N	CR	PR	NC	PD	有效率(%) CR + PR	稳定率(%) CR + PR + NC
Ⅰ组	52	0	5	35	12	9.62*	76.92**
Ⅱ组	48	0	6	17	25	12.5	49.17

结果分析:与对照组比较,有效率* P>0.05,稳定率** P<0.01。

二、两组临床症状改善情况

结果显示:两组治疗后临床症状积分均较治疗前减少,解氏肺癌一号方治疗后下降更明显,与化疗组治疗后比较有显著性差异(P<0.01),详见表 6－14、图 6－18。

表 6－14　两组临床症状积分比较($\bar{x} \pm s$)

组别	治疗前	治疗后	T 值	P 值
Ⅰ组	12.79 ±4.56	8.04 ±3.89**	10.005	<0.01
Ⅱ组	12.63 ±4.54	11.37 ±3.72	1.882	0.66

结果分析:与对照组比较,** P<0.01

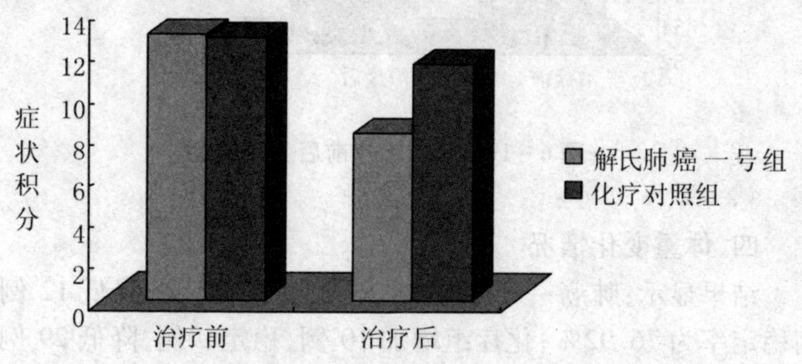

图 6－18　两组治疗前后临床症状改善

三、生活质量变化

结果显示：疗程结束后，解氏肺癌一号组 KPS 评分增加 27 例，稳定 17 例，降低 8 例，提高稳定率为 84.62%；化疗组增加 11 例，稳定 10 例，降低 27 例，提高稳定率为 43.75%。两组比较有显著性差异（$P<0.01$），详见表 6－15、图 6－19。

表 6－15　两组卡氏（Karnofsky）评分比较（$\bar{x}\pm s$）

组别	治疗前	治疗后	T 值	P 值
Ⅰ组	61.59 ± 10.36	67.12 ± 14.19**	－3.682	0.001
Ⅱ组	62.08 ± 8.98	57.92 ± 9.67	2.306	0.026

结果分析：与对照组比较，**$P<0.01$

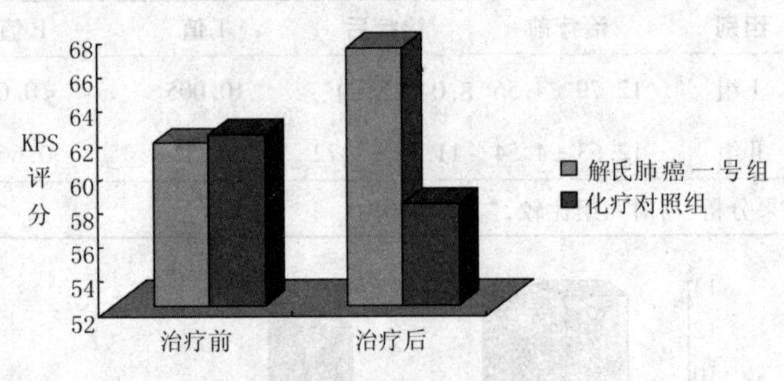

图 6－19　两组治疗前后生活质量

四、体重变化情况

结果显示：肺癌一号组增加 18 例，稳定 22 例，降低 12 例，提高稳定率为 76.92%；化疗组增加 10 例，稳定 9 例，降低 29 例，提高稳定率为 39.58%，两组比较差异明显（$P<0.05$），详见表 6－16、图 6－20。

表 6－16　两组体重变化比较($\bar{x} \pm s$)

组别	治疗前	治疗后	T 值	P 值
Ⅰ组	63.18 ±9.84	64.21 ±10.16*	－2.472	0.017
Ⅱ组	62.86 ±8.26	59.81 ±8.83	4.764	<0.01
结果分析:与对照组比较，**P <0.05				

五、毒性反应比较

本研究观察到化疗药物的不良反应主要是骨髓抑制及一定程度的肝肾功能损害,而解氏肺癌一号方治疗组(Ⅰ组)的毒性反应少,仅有 1 例出现Ⅰ度肾功能损害,详见表 6－17。

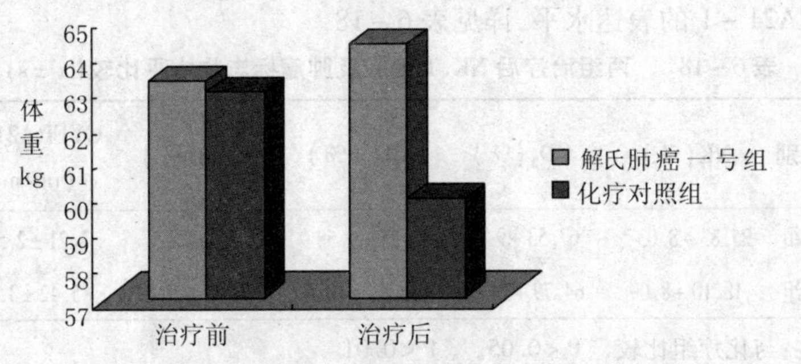

图 6－20　两组治疗前后体重变化

表 6－17　毒性反应比较

毒性反应	Ⅰ组					Ⅱ组				
	0	Ⅰ	Ⅱ	Ⅲ	Ⅳ	0	Ⅰ	Ⅱ	Ⅲ	Ⅳ
白细胞	52	0	0	0	0	13	26	7	2	0
血小板	52	0	0	0	0	23	21	4	0	0
血色素	45	7	0	0	0	10	25	9	3	1

续表

毒性反应	Ⅰ组					Ⅱ组				
	0	Ⅰ	Ⅱ	Ⅲ	Ⅳ	0	Ⅰ	Ⅱ	Ⅲ	Ⅳ
肝功能	52	0	0	0	0	12	23	8	3	2
肾功能	51	1	0	0	0	17	24	6	1	0

六、免疫指标水平及肿瘤标志物 CYFRA21－1 的指标变化

结果显示：治疗后解氏肺癌一号方能显著提高 T 细胞总数、辅助性 T 细胞及 NK 水平，降低抑制性 T 细胞水平，以及降低 CYFRA21－1 的表达水平，详见表 6－18。

表 6－18　两组治疗后 NK、T 细胞及肿瘤标志物水平比较（$\bar{x} \pm s$）

组别	NK(%)	CD_3(%)	CD_4(%)	CD8(%)	CYFRA21－1 (ng/ml)
Ⅰ组	25.83 +8.03*	67.53 +9.66	43.25 +9.58**	26.53 +9.25**	3.21 ±2.56*
Ⅱ组	18.10 +8.09	64.79 +18.06	35.87 +10.56	34.75 +9.03	5.42 ±3.28

注：与化疗组比较，$^{*}P<0.05$，$^{**}P<0.01$

讨 论

1. 解氏肺癌一号方的研究意义和立方依据

肺癌为中西医学共同的疾病名称，是人类最常见的恶性肿瘤之一，是难治性疾病，易复发、易转移。虽有小部分早期病人经积极治疗后可获得长期生存，但由于原发性肺癌具有起病隐匿、早期常因无明显症状而漏诊的特点，使得大多数患者失去了早期积极治疗的时机。如何能使这部分患者得到有效的治疗，使他们的生命得以延长，是目前中西医治疗的难题。西医治疗原发性支气管

肺癌多采用手术、化疗、放疗、免疫等综合性治疗方法,但是,手术、放疗及化疗虽为有效的治疗方法,放化疗所产生的毒副反应及其化疗药物的多药耐药性均限制了这些方法在临床中的应用。尽管化疗药物不断更新,放化疗及其手术的多种联合治疗方案不断优化组合,但疗效仍欠满意。因此如何使这些治疗手段的疗效更好、更持久,如何减轻这些治疗方法对人体的损伤,使患者能够坚持治疗,并使生活质量得以提高,成为西医的难题。中医药治疗在这些方面则有极大的优势和研究价值。随着中医对肺癌认识的深入,临床疗效的不断提高,中医药和中西医结合疗法在肺癌的综合治疗中有着独特的作用和地位,在辨证分型、治法方剂和中长期疗效上均取得重大进展。目前中医药治疗晚期非小细胞肺癌疗效确切的有以下几方面:①与放化疗结合,起减毒与增敏作用;②改善临床症状,提高生活质量;③提高肿瘤稳定率,延长生存时间;④改善患者免疫状态。

中医治疗肺癌在于辨证与辨病相结合,扶正祛邪并用。晚期难治性非小细胞肺癌(NSCLC)患者精神恍惚、胸闷咳喘,张口抬肩甚或鼻翼翕动,咳痰胶黏难咯,痰色或白或黄白相间,神疲乏力、气短懒言、腰酸膝软、头晕耳鸣、恶寒怕冷或潮热盗汗、面色淡白或黧黑;舌淡紫边有齿痕,苔白或腻,脉微而细或细数。根据中医“久病及肾”“久病伤肾”的理论及晚期难治性非小细胞肺癌痰湿瘀毒壅肺之临床特点,中医辨证分型符合精气衰惫毒瘀肺络型。所以,本研究运用解建国教授研制的具有扶正抗癌、宣肺排毒作用的经验方——解氏肺癌一号方(由西洋参、白介子、鱼腥草、鸡内金等 14 味中药组成)治疗非小细胞肺癌(NSCLC)。临床观察显示:解氏肺癌一号方能明显改善患者症状,提高机体免疫功能,有一定的增效作用;能补肾生髓、阴阳双补,共奏益气养精扶正之效。本方重视补精以调节身体机能,又注意到化疗药物易在体内产生湿毒之邪,以运脾化湿制约之,故以扶正不助邪,消积不伤正,攻补结合,调整机体内环境,控制疾病发展。其组方针对中晚期肺癌的主要病机及病机特点,因此在临床上取得较为满意的效果。

有研究观察了扶正方补益肺气、滋养阴液,对小鼠 Lewis 肺癌的免疫调节,发现其能提高红细胞 C3b 受体,降低细胞免疫复合物含量,提高红细胞免疫黏附肿瘤细胞能力,增强血清红细胞免疫黏附促进因子活性,降低抑制因子活性;并观察到扶正方有抑制肿瘤的生长,稳定病灶,提高荷瘤小鼠的生存质量的作用[3]。现代药理研究证明,本方中扶正中药能提高和改善机体的物质代谢,促进蛋白质的合成,增进网状内皮系统的吞噬功能,具有明显的抑瘤作用,并能诱生干扰素、白介素等抗肿瘤细胞因子,具有直接杀伤细胞的作用及活化自然杀伤癌细胞功能[4]。如西洋参提取物“人参皂甙”能提高网状内皮系统吞噬功能,增强 T 细胞、NK 细胞、IL－2 抗癌活性,其有效成分 F3 能增强对肿瘤细胞的杀伤能力[5]。炒鸡金亦有促进免疫、抑制肿瘤的作用,能明显抑制各种实验性肿瘤[6]。鱼腥草、白芥子等清热解毒中药,不但具有直接抗肿瘤作用,并具有一定的消肿、退热、抗炎、抗菌、抗毒等作用;同时有增强免疫系统的作用,能提高白血球的吞噬作用[7]。

2. 解氏肺癌一号方的临床作用和药理

2.1 改善患者症状,提高生活质量及肿瘤稳定率,延长生存时间

目前,求助于中医药治疗的癌症患者,大多数为中晚期或复发患者,已出现病灶的广泛转移,且大多数患者已经过了手术、放疗、化疗,此时,采用任何治疗手段来达到肿瘤病灶的消失已不可能,杀灭癌灶已不是治疗的主要目的。治疗要解决的最大问题,在于如何减轻痛苦,提高生存质量,延长生存期。中晚期肺癌患者临床表现多见咳嗽、咳痰、胸闷、气短、乏力、纳差等,从而使得患者生活质量严重下降,患者的生存期缩短。中医治疗肺癌重视辨证观和

整体观,采用辨病辨证论治的方法,应用扶正与祛邪相结合;临床用药辨析动态特征,随证灵活加减,虽然可能在缩小瘤体方面疗效不如化疗,但无论在近期疗效还是在改善症状、提高生活质量、延长生存时间等方面都显示出其特有的优势。本研究观察到:

两组治疗后临床症状积分均较治疗前减少,但解氏肺癌一号方治疗后下降更明显,与化疗组治疗后比较有显著性差异;且肺癌一号方治疗后评分明显提高,有显著性差异,而化疗组治疗后 KPS 评分明显下降。

可见中医药治疗肺癌可以明显改善临床症状,提高生活质量及肿瘤稳定率,延长生存期,从而达到"带瘤生存"的目的,并通过稳定瘤体达到防止肺癌的复发与转移,使中医药治疗肺癌获得长期疗效。

2.2 减轻放、化疗毒副作用,增加机体对放化疗的耐受性

放化疗在肺癌的治疗中应用广泛,可以杀死或抑制癌细胞,减轻症状,延长生存期,但是同时放化疗也会损伤机体,而且,常因不同程度的毒副反应,部分患者不能完成预定的放化疗疗程,严重影响临床疗效。放化疗常见的副作用是骨髓抑制、胃肠道反应、肾毒性、肝毒性、心脏毒性、肺毒性等。而采用中药的扶正治疗,一方面可以保护脏器,减少和防止放化疗对机体的损伤;另一方面可以提高机体的免疫能力,增加机体对放化疗的耐受性,从而减少肿瘤的复发和转移。本实验研究结果显示:治疗组与对照组相比,治疗组在纳食减少、体重下降、血象各指标下降以及肝肾功能损害等方面均明显轻于对照组,说明了肺癌一号方对全身抗癌脏器均能起到一定的保护作用,真正达到了"消积不伤正"的目的。

2.3 提高机体细胞免疫功能,有一定的增效作用

肿瘤的发展与宿主的细胞免疫状态密切相关。研究表明[7] T 细胞和 NK 细胞在机体抗肿瘤免疫中发挥着主导作用,是免疫监

测的主要检测指标。细胞免疫功能受抑制是肿瘤转移、复发和预后差的重要原因[8]。文献资料表明[10]，在肿瘤患者外周血中常出现T细胞亚群的紊乱，表现为CD_3、CD_4细胞百分率和CD_4/CD_8比值下降，CD_8细胞百分率上升，这种变化随着肿瘤的进展而加重。Lewis等[11]研究发现肺癌患者外周血T淋巴细胞亚群均有不同程度下降，晚期患者表现更为明显，显示肺癌患者细胞免疫功能的降低与病期有关。

目前所用的许多治疗方法如放疗、化疗都能对机体免疫功能产生抑制，而中医学非常注重机体的免疫调节功能，即患者自身抵抗能力，认为肿瘤的发生和转移是由于患者脏腑功能减退、阴阳气血失调所致，调整机体的脏腑、阴阳、气血功能，做到正气内守，就可以防止肿瘤的发生和转移。研究报道[9]中医药抗肿瘤的主要机理之一就是增强机体的免疫功能，通过中药增加T细胞、NK细胞、LAK细胞、巨噬细胞等肿瘤杀伤细胞的数量或增强其功能，增强抗肿瘤相关的细胞因子IL－2、IFN、TNF等活性而达到抗肿瘤的作用。大量临床与实验研究资料都证明[10 11 12]，用扶正培本法扶助人体气血不足，协调阴阳的偏盛偏衰，补益人体正气，能调整机体内环境，提高肿瘤患者的免疫功能，加强抵御和祛除病邪的能力，抑制癌细胞生长，可为手术创造条件，对放疗和化疗起到协同与减轻毒副反应的作用，延长癌症患者的生存期。本研究结果显示NK细胞和CD_4/CD_8比值均明显上升，CD_8明显下降，提示肺癌一号方能显著提高患者的免疫功能，调动患者自身的抗肿瘤能力，这有可能缘于方中补益药如黄芪、西洋参等作用，通过增强外周血NK细胞及LAK细胞的活性，增高T3、T4淋巴细胞的数值，而常规放化疗则无此效果。

2.4 减低CYFR 21－1的含量，调整肿瘤标志物的水平和表达

肿瘤标记物的研究是现代肿瘤研究的重要领域[13]，国内外已

报道用 CEA、CA125、NSE、CA199 等检测肺癌及监测疗效。资料显示[14]血清神经元特异性烯醇化酶(NSE)的检测对小细胞肺癌诊断有重要价值,而测定血清癌胚抗原(CEA)和鳞状细胞癌抗原(SCC)的敏感性和特异性均欠佳。据报道,血清 CYFRA21-1 是用于检测 NSCLC 的新一代肿瘤标志物。血清 CYFRA21-1 是指多种上皮细胞表达的细胞角蛋白家族中的片段 19(CK19),主要存在于肺组织尤其是肺肿瘤上皮细胞的胞浆中,可在激活的蛋白酶作用下被降解或在细胞死亡后以溶解片段的形式释放入血清中。目前临床上一般将 CYFRA21-1 作为 NSCLC 的主要血清肿瘤标志物,有文献报道[18]血清 CYFRA21-1 对 NSCLC 诊断敏感性、特异性、有效性分别为 72.4%、87.3%、79.1%,因此检测 CYFRA21-1对 NSCLC 患者的诊断、病情监视和疗效判断有较高的临床应用价值,尤其对鳞状细胞癌,其灵敏度和特异性均高于 CEA 和 SCC,是一种很有价值的非小细胞肺癌的标志物。另外,张氏研究结果显示[15]:在复发性肺癌病人中测得 CYFRA21-1 全部增高,阳性率为 100%,说明其水平变化还可作为监测肺癌复发的一个辅助指标。本临床观察研究可见:病情稳定者,其血清 CYFRA21-1含量可维持在较低的水平,当病情进展,特别是有新的、多个病灶出现时,血清 CYFRA21-1 含量明显增高,其增高水平与病情进展程度有关。而解氏肺癌一号方能够减低 CYFRA 21-1的含量,较对照组相比有显著性差异($P<0.05$)。肺癌一号方通过调整肿瘤标志物的水平和表达,改善机体的物质代谢,恢复体内阴阳失衡;而体内肿瘤标志物水平下降,肿瘤负荷减轻,相应的患者各种症状和体征也逐渐取得缓解。表明降低肿瘤负荷量或抑制肿瘤细胞活动,可能是肺癌一号方疗效的机理之一。

结　论

1. 解氏肺癌一号方能改善患者临床症状,特别是在咳嗽、纳差、气短、乏力、发热等症状缓解方面，具有良好的疗效；

2. 解氏肺癌一号方能稳定瘤体、抑制肺癌的发展，能提高生活质量、增加体重；

3. 解氏肺癌一号方能增加 T 细胞、NK 细胞的数量或增强其功能，提高机体细胞免疫功能，具有一定的增效作用；

4. 解氏肺癌一号方可以减低 CYFR21 -1 的含量，调整肿瘤标志物的水平和表达，改善机体的物质代谢，恢复体内阴阳失衡。

（硕士研究生：阳其娟　导师：解建国）

临床研究 2：解氏肺癌一号方对晚期 NSCLC 患者 650 例临床对照性研究

摘　要

目的：观察解氏肺癌一号方对晚期非小细胞肺癌患者（NSCLC）的近远期疗效和免疫功能以及血清 VEGF（血管内皮生长因子）、CYFRA21 -1（角质蛋白 21 -1）的影响。

方法：将 650 例晚期非小细胞肺癌患者随机分为解氏肺癌一号方治疗组 350 例，化疗组 300 例，治疗组口服中药解氏肺癌一号方，化疗组采用 GP 方案或 TP 方案化疗 2 个疗程。

结果：肺癌一号方治疗组肿瘤近期疗效为 56.57%，优于化疗组的 44.33%（$P<0.01$）；解氏肺癌 1 号方治疗组 KPS 评分提高稳定率为 85.14%，高于化疗组的 27.00%（$P<0.01$）；T 细胞总数、辅助性 T 细胞及 NK 细胞水平均高于化疗组，而抑制性 T 细胞水平及 VEGF、CYFRA21 -1 水平均低于化疗组。远期疗效观察，对其中 2005 年 117 例晚期垂死期非小细胞肺癌患者，中药肺癌一号方治疗组生存时间 1 年以上存活率 83.59%、3 年以上存活率

46.27%，与对照组的1年以上存活率00.00%、3年以上存活率00.00%，呈极显著差异($P<0.01$)。

结论：解氏肺癌1号方能延长非小细胞肺癌患者生存时间，改善生活质量，增强免疫功能，抑制肿瘤细胞的活动。

原发性非小细胞肺癌(NSCLC)病理机制复杂，恶性程度高，发病隐匿，早期确诊较为困难，发现时80%的患者已属晚期，已失去手术机会。目前，原发性非小细胞肺癌的治疗方法五花八门，但至今无一种方法是被世界卫生组织(WHO)确认是真正有效的。手术、化疗、放疗、免疫等治疗，则是治疗中晚期肺癌的主要手段，但其所产生的毒副反应却往往大于其治疗效果，患者几乎无一例外地出现腰酸腿软、神疲乏力、头晕耳鸣、羸瘦脱发、喘脱汗出、五心烦热、神昏幻觉等精气衰疲之症，因此也限制了这些方法的应用。

解建国教授认为，临床治疗恶性肿瘤要以人为本。对于晚期肺癌，不主张采取伤损元气、杀伤极强的手术和放、化疗等治疗。主张"带瘤生存"，充分发挥中医药治疗肺癌的优势，调整机体内环境，增强免疫力，有效改善生存质量，延长生存期。

我们长期运用解建国教授研制的具有扶正抗癌、宣肺排毒作用的经验方——解氏肺癌一号方治疗非小细胞肺癌(NSCLC)，在抑制肿瘤细胞的活动、延长患者生命、改善生活质量、增强免疫功能上取得了较好的疗效。现将结果报告如下：

1.病例选择

(1)一般资料

自2005年5月至2008年7月，在大连市中心医院，对非小细胞肺癌患者观察650例，其中男性394例，女性256例，平均年龄61.6岁；鳞癌227例，腺癌423例。按国际抗癌联盟(UICC)1997年制定的《肺癌TNM分期标准》[1]进行分期，650例均属晚期难治性非小细胞肺癌(NSCLC)患者，全部病例随机分为两组：肺癌一号方治疗组 350 例，男性 217 例，女性 133 例，平均年龄 63.5 岁，其中鳞癌 127 例，腺癌 223 例；单纯化疗组 300 例，男性 186 例，女性 114 例，平均年龄 62.9 岁，其中鳞癌 80 例，腺癌 220 例。经统计学处理，两组无明显差异（$P>0.05$），具有可比性。

（2）纳入标准

全部病例均经胸片或 CT 检查，并经病理或细胞学检查证实为原发性肺鳞癌或腺癌的Ⅲ期或Ⅳ期患者；未行手术和放疗；末次化疗时间大于 4 周；中医辨证分型符合精气衰惫毒瘀肺络型。主症：神疲乏力甚者精神恍惚、胸闷咳喘，张口抬肩甚或鼻翼翕动，痰胶黏难咯，痰色或白或黄白相间，兼气短懒言、腰酸膝软、头晕耳鸣、恶寒怕冷或潮热盗汗、面色淡白或黧黑、舌淡紫边有齿痕，苔白或腻，脉微而细或细数。

2. 治疗方法

解氏肺癌一号方治疗组口服中药肺癌一号方（由西洋参、白芥子、鱼腥草、鸡内金等 14 味中药组成），水煎服，每日 1 剂，每次 200ml，每日 2 次，1 个月为 1 个疗程，观察期为 2 个疗程。

化疗组采用 GP 或 TP 方案化疗。GP 方案（Gemzar、PDD）：健择（Gemzar）用 $1g/m^2$ 静滴（30 分钟）第 1、第 8 天；顺铂（Cisplatin，PDD）用 $80mg/m^2$，静滴（水化）第 2 天，28 天为 1 个周期，共做 2 个周期。TP 方案（TAX、PDD）：紫杉醇 $135mg/m^2$ 静滴，DDP $80mg/m^2$ 静滴，21 天为 1 个周期，共做 2 个周期。观察期为化疗开始前至化疗结束后 1～2 周止。

3. 观察指标与统计方法

（1）观察指标

胸片或 CT 治疗前后各检查 1 次。生活质量（KPS）、体重、免疫功能（NK、CD3、CD4、CD8、CD4/CD8）和血清 VEGF、CYFRA21－1 等，治疗前后各检测一次。

(2)统计方法

各组数据用 SPSS11.0 软件包统计分析处理,采用 t 检验、x2 检验。

4. 结果

(1)肿瘤近期疗效评定(WHO 标准)(表1)

PR:肿块缩小50%以上,时间不少于4周,测量可采用双直径测量或单直径测量。NC:肿块缩小不及50%或增大未超过25%。PD:一个或多个病变增大25%以上或出现新病变。

表 6-19　两组治疗肿瘤疗效比较(n)

组别	例数	PR	NC	PD	PR(%)	PR + NC
治疗组	350	87	111	152	24.86**	56.57**
对照组	300	26	107	167	8.67	44.33

注:与对照组比较,**P<0.01

(2)生活质量变化(表2)

疗程结束后,KPS 评分增加≥10 分者为增加,减少≥10 分者为降低,增加或减少<10 分者为稳定。对照组增加 2 例,稳定 11 例,降低 35 例,提高稳定率为 27.08%;治疗组增加 18 例,稳定 27 例,降低 7 例,提高稳定率为 86.54%。治疗组明显优于对照组(P<0.01)。

表 6-20　两组提高稳定率比较(n)

组别	例数	提高	稳定	降低	提高稳定总率
治疗组	350	145	153	52	85.14%
对照组	300	9	72	219	27.00%

(3)免疫指标水平比较(表 6-21)

为观察解氏肺癌一号方对晚期肺癌患者免疫功能的影响,我们以 NK、CD3、CD4、CD8、CD4/CD8 等指标作为观察指标，对两组病例进行检测。结果显示，解氏肺癌一号方能显著提高 T 细胞总数、辅助性 T 细胞及 NK 水平，降低抑制性 T 细胞水平。

表 6－21　两组治疗后 NK、T 细胞水平比较（%，$\bar{x} \pm s$）

组别	NK(%)	CD3(%)	CD4(%)	CD8(%)
治疗组	25.853 +8.0302*	67.638 +9.6542	43.654 +9.3412**	26.885 +9.1712**
对照组	18.201 +8.1010	64.439 +18.0711	34.191 +10.4877	35.962 +9.0401

注：与对照组比较，*P<0.05，**P<0.01

（4）肿瘤标志物指标变化比较（表 6－22）

我们还观察了肺癌一号方对晚期肺癌患者肿瘤标志物血清 VEGF（血管内皮生长因子）、CYFRA21－1（角质蛋白 21－1）的影响。结果显示，肺癌一号方能降低 VEGF、CYFRA21－1 的表达水平。

表 6－22　两组治疗后肿瘤标志物水平比较（$\bar{x} \pm s$）

组别	VEGF(pg/ml)	CYFRA21－1(ng/ml)
治疗组	104.68 ±23.489*	3.07 ±2.423*
对照组	129.96 ±29.364	5.87 ±3.213

注：与对照组比较，*P<0.05

（5）远期疗效比较（表 6－23）

疗程结束后，对其中 2005 年 117 例晚期垂死期非小细胞肺癌患者生存时间、生存质量进行了远期疗效观察，结果治疗组优于对照组，呈极显著差异（P<0.01）。

表 6-23　两组远期疗效率比较(n)

组别	例数	20 天	3 个月	1 年以上	3 年以上	1 年以上存活率	3 年以上存活率
治疗组	67	2	9	56	31	83.59%	46.27%
对照组	50	15	35	0	0	0.00%	0.00%

5. 讨论

晚期难治性非小细胞肺癌(NSCLC)患者具有精神恍惚、胸闷咳喘,张口抬肩甚或鼻翼翕动,痰胶黏难咯,痰色或白或黄白相间,神疲气短懒言、腰酸膝软、头晕耳鸣、恶寒怕冷或潮热盗汗、面色淡白或黧黑、舌淡紫边有齿痕,苔白或腻,脉微而细或细数等特点,根据中医"久病必瘀""久病必虚"的理论及 NSCLC 痰湿瘀毒壅肺之临床特点,中医辨证分型符合精气衰惫、毒瘀壅肺型。因此,我们运用解建国教授研制的具有扶正抗癌,宣肺排毒作用的经验方——解氏肺癌一号方治疗非小细胞肺癌(NSCLC),临床取得了一定疗效。临床观察显示:解氏肺癌一号方能明显改善患者症状、抗癌扶正、提高免疫等较好疗效。

解氏肺癌一号方益气填精,宣肺排毒、抗癌抑瘤。本方重视补精养肺以调节身体机能,又注意到癌毒壅肺、宣发失调、易产痰湿,终致痰湿瘀毒阻肺,故方中又以健脾宣肺活络涤痰、化湿排毒辅佐,扶正不助邪,消积不伤正,攻补结合,调整机体内环境,控制疾病发展。本方的组方针对肺癌患者的主要病机,因此在临床上取得较为满意的效果。

肿瘤的发生发展与机体免疫状态有关,细胞免疫功能受抑制是肿瘤转移、复发和预后差的重要原因。目前公认宿主的 T 淋巴细胞,是机体抗恶性肿瘤,免疫监视系统中主要的功能细胞。恶性肿瘤在其发展过程中,癌细胞常分泌一些体液性或可溶性因子,这些因子可诱导抑制T细胞的产生，防止辅助T细胞的形成和成熟。因此，在肿瘤疾患发展中，常表现出免疫抑制。抑制T细胞（CD8）增多，可抑制宿主免疫反应，降低清除癌细胞能力，而辅助T细胞（CD4）可激活和增强T细胞和NK细胞的功能。CD8细胞增多和CD4细胞减少，能降低T细胞和NK细胞的杀瘤作用。目前认为，CD4/CD8的比值能较准确地反映肿瘤患者的细胞免疫功能，判断免疫状态。文献资料表明，在肿瘤患者外周血中常出现T细胞亚群的紊乱，表现为CD4细胞百分率和CD4/CD8比值下降，CD8细胞百分率上升，这种变化随着肿瘤的进展而加重。肺癌患者外周血T淋巴细胞亚群均有不同程度下降，晚期患者表现更为明显，显示肺癌患者细胞免疫功能的降低与病变时期有关。[1]目前所用的许多治疗方法如放疗、化疗都能对机体免疫功能产生抑制，而中医学非常注重机体的免疫调节功能，即患者自身抵抗能力，认为肿瘤的发生和转移是由于患者脏腑功能减退、阴阳气血失调所致，而调整机体的脏腑、阴阳、气血功能，做到正气内守，就可以防止肿瘤的发生和转移。患者经服用解氏肺癌一号方后，NK细胞和CD4/CD8比值均明显上升，CD8明显下降，提示解氏肺癌一号方能显著提高患者的免疫功能，调动患者自身的抗肿瘤能力。

肿瘤内部新生血管的形成是肿瘤生长，同时也是使肿瘤细胞播散和发生远处器官转移的一个重要因素。血管内皮生长因子（VEGF）主要是由肿瘤细胞分泌的促血管形成的重要细胞因子。研究表明，血清VEGF能反映总体血管形成活性，非小细胞肺癌Ⅳ期患者血清VEGF水平明显高于Ⅱ－Ⅲ期患者，手术切除后，患者VEGF水平明显降低，表明血清VEGF可作为NSCLC侵袭和转移状态的有效生物学指标，定期监测血清VEGF水平的变化可以判断肿瘤转移和治疗效果。[2]梁瑞韵等观察55例非小细胞肺癌VEGF的表达及生存时间，结果显示肺癌内VEGF表达与其预后有明显相关,VEGF 高表达者,生存期短,预后差,因此认为 VEGF 是肺癌预后的一项重要参考指标。[3] 肺癌 1 号方治疗肺癌能够降低血清 VEGF 水平,表明其通过抑制 VEGF 的表达来影响肿瘤血管形成,改善肺癌的预后,VEGF 可能为中医药治疗肿瘤的有效作用靶点之一。血清 CYFRA21 - 1 是指多种上皮细胞表达的细胞角蛋白家族中的片段 19(CK19),CK19 主要存在于肺组织尤其是肺肿瘤上皮细胞的胞浆中,可在激活的蛋白酶作用下被降解或在细胞死亡后以溶解片段的形式释放入血清中。作为肿瘤标志物,检测 CYFRA21 - 1 对 NSCLC 患者的诊断、病情监测和疗效判断有较高的临床应用价值。[4/5] 肺癌一号方能够减低 CYFRA21 - 1 的含量,与化疗对照组相比,有显著性差异。

解氏肺癌一号方通过调整肿瘤标志物的水平和表达,改善机体的物质代谢,恢复体内阴阳失衡,使体内肿瘤标志物水平下降,肿瘤负荷减轻,相应的患者各种症状和体征也逐渐取得缓解。我们的研究结果表明,降低肿瘤负荷量或抑制肿瘤细胞活动,可能是解氏肺癌一号方疗效的机理之一,同时亦显示,解氏肺癌一号方可提高 NK 细胞活性,增加 CD4/CD8 比值,说明本方同时具有提高机体细胞免疫功能的作用。

解建国[1]　刘玉姿[1]　徐小曼[1]　阳其娟[2]
吴晔[1]　何丰华[1]　孟范珍[1]　张琮[1]　邬明岐[2]
(1. 大连大学附属市中心医院, 2. 大连医科大学)

肺癌二号方:解氏肺癌二号方对小鼠 Lewis 肺癌晚期伴胸水作用的研究

前 言

恶性胸腔积液是癌症晚期的一种常见并发症,约占全部胸腔积液的 18.7% ~35.2%。因恶性肿瘤而死亡的患者中,15% 发生恶性胸腔积液。支气管肺癌是恶性胸腔积液的最常见原因,在恶性胸腔积液中约 36.3% 为肺癌所致[19]。Farber[20] 在一项肺癌病人的尸体解剖研究中发现,1070 例病人中有 353 例存在胸腔积液,占 33%。约 15% 的肺癌患者在首次诊断时已出现胸腔积液,随着病情的进展,约有一半的患者出现胸腔积液。

恶性胸水生长迅速,大量积液压迫可引起严重呼吸困难,甚至导致死亡。目前的治疗方法有中医药治疗、单纯胸腔穿刺抽吸胸水、胸腔插管引流、胸腔穿刺抽液或胸腔插管引流后胸腔内注射药物、胸腹腔分流术和胸膜切除术及中西医结合治疗。治疗方法虽然多样,但都属于传统"以毒攻毒"的治疗原则,预后不佳。解建国教授根据目前治疗方法不能攻克癌瘤的现实,提出了"带瘤生存"的新治疗原则,发挥中医学整体观念和辨证论治的专长,创制解氏肺癌二号方。

据临床观察,采用解氏肺癌二号方治疗肺癌晚期伴胸水,在提高生活质量、减轻病痛、延长患者的生存期等方面获得了较好的效果。为了进一步证实解氏肺癌二号方的作用,我们制作了小鼠肺癌胸腔积液模型,观察解氏肺癌二号方对小鼠肺癌胸腔积液模型的治疗作用,以便为临床上使用解氏肺癌二号方治疗肺癌胸水提供科学的实验依据,从而为进一步开发解氏肺癌二号方奠定基础。

材 料

一、实验动物和瘤株

C57BL/6J 纯系小鼠 40 只,6 ~ 8 周龄,体重(21 ±2)g,均为雌性,购自大连医科大学实验动物中心。合格证编号:00841070。Lewis 小鼠肺癌细胞株,为小鼠高转移和耐药肿瘤细胞株,购于中国科学院上海细胞库。

二、主要仪器

1. 高速离心机:北京医用离心机厂 LD5 – 2A

2. 药物天平:上海精科天平 HC – TP11 – 10

3. 低温冰箱:日本三洋公司 BC – 116

4. 细胞计数板:丹麦 NUNc 公司产品

5. 恒温孵育器:Eppendorf 德国

6. 精密移液器:Finnpipette Digital, Finland

7. 超净工作台:苏州安泰空气净化有限公司 SW—CJ—Fl

三、主要试剂和药品

1. 解氏肺癌二号方中药煎剂肺癌二号方由西洋参、炒白术、炒山药、茯苓、炙黄芪等 23 味中药组成。由大连市中心医院中药房提供。

2. 扶正软坚方中药煎剂,扶正软坚汤(摘自上海市“十五”重点图书《现代中医肿瘤学》,由杨金坤主编、上海中医药大学出版社出版)由半枝莲、石斛、薏仁、女贞子、白花蛇舌草等 15 味中药组成。由大连市中心医院中药房提供。

3. 顺铂:江苏豪森药业股份有限公司,国药准字 H20040813,产品批号 070902。

4. 碱性成纤维细胞生长因子(bFGF)酶联免疫检测试剂盒,由上海江莱实验设备有限公司提供。

5. 血管内皮生长因子(VEGF)酶联免疫检测试剂盒,由上海江莱实验设备有限公司提供。

6. RPMI－1640 培养基:美国 GIBCO 公司。

7. 胎牛血清:美国 GIBCO 公司。

方 法

一、模型制备

鼠源性 Lewis 肺癌细胞在含 10% 胎牛血清及双抗(青霉素 100 IU·ml^{-1},链霉素 100 IU·ml^{-1})的 DMEM(GIBCO 公司产品)完全培养液中培养,条件是 37℃、5% CO_2,2－3d 更换 1 次培养液。细胞总数达到要求时用 2.5% 胰酶消化。消化前 2 h 新鲜培养液换液 1 次,消化后再用新鲜培养液洗 1 次,台盼蓝拒染法测定活细胞数大于 95%,调节细胞浓度 5×10^7ml－1 细胞悬液备用。

将小鼠固定在操作台上,以腋中线第 5 肋间为进针点,常规皮肤消毒,用解剖剪剪除直径约 3mm 圆形皮肤以显露外层胸壁。将 1ml 注射器吸入 0.1ml Lewis 肺癌细胞悬液,快速的沿穿刺点沿肋间呈 15°夹角斜行刺入胸膜腔,并将悬液注射于胸膜腔内。复制 Lewis 肺癌胸膜转移模型,共造模 40 只。

二、分组与给药

实验第 5 天,将接种后的小鼠随机分为模型组、解氏肺癌二号方组、扶正软坚方组、顺铂组,每组 10 只。对照组:腹腔注射生理盐水 0.6ml,每天一次,共 15 天;解氏肺癌二号方组:灌服解氏肺癌二号方 0.9mL,45g/kg(为临床成人日用量的 9 倍),每天一次,共 15 天;扶正软坚组:0.9mL,45g/kg(为临床成人日用量的 9 倍)每天一次,共 15 天。顺铂组:按 3mg/kg 给药,0.012ml/只腹腔注射(为临床成人日用量的 9 倍)5 日为一疗程,7 天之后开始下一疗程。所有小鼠均于第 15 天处死。

三、观测指标及方法

(一)胸水量的计量

用解剖剪打开腹腔,摘除肝脏,暴露膈肌,用1ml注射器穿透膈肌抽取胸腔积液。计量胸腔积液的容积,精确到0.05ml。

肿瘤抑瘤率测定

(二)双抗体夹心酶联免疫吸附法(ELISA)测定小鼠血清中碱性成纤维细胞生长因子(bFGF)的水平

鼠眼取血,入离心管中离心以4℃、3500转/分钟,离心15分钟,取上清液置于4℃保存待测。按试剂盒说明操作:

1. 分别设空白孔(空白对照孔不加样品及酶标试剂,其余各步操作相同)、标准品孔、待测样品孔。在酶标包被板上标准品孔中加入稀释好的标准品50μl;在酶标包被板上待测样品孔中先加样品稀释液40μl,然后再加待测样品10μl(样品最终稀释度为5倍)。轻轻晃动混匀,37℃温育30分钟。

2. 弃去液体,甩干,每孔加满稀释后洗涤液,振荡30秒,甩去洗涤液,用吸水纸拍干。如此重复5次,拍干。

3. 每孔加入酶标试剂50μl,空白孔除外。轻轻晃动混匀,37℃温育30分钟。

4. 弃去液体,甩干,每孔加满稀释后洗涤液,振荡30秒,甩去洗涤液,用吸水纸拍干。如此重复5次,拍干。

5. 每孔先加入显色剂A50μl,再加入显色剂B50μl,轻轻震荡混匀,37℃避光显色10分钟。

6. 取出酶标板,每孔加终止液50μl,终止反应(此时蓝色立转黄色)。

7. 测定:以空白孔调零,在450nm波长下测量各孔的吸光度值(OD值)。测定应在加终止液后15分钟以内进行。

8. 据标准品的浓度及对应的OD值计算出标准曲线的直线回

归方程，再根据样品的 OD 值在回归方程上计算出对应的样品浓度。

（三）双抗体夹心酶联免疫吸附法（ELISA）测定小鼠血清中血管内皮生长因子（VEGF）的水平

小鼠眼眶取血，入离心管中离心以 4℃、3500 转/分钟，离心 15 分钟，取上清液置于 4℃保存待测。按试剂盒说明操作。

1. 分别设空白孔（空白对照孔不加样品及酶标试剂，其余各步操作相同）、标准品孔、待测样品孔。在酶标包被板上标准品孔中加入稀释好的标准品 50μl；在酶标包被板上待测样品孔中先加样品稀释液 40μl，然后再加待测样品 10μl（样品最终稀释度为 5 倍）。轻轻晃动混匀，37℃温育 30 分钟。

2. 弃去液体，甩干，每孔加满稀释后洗涤液，振荡 30 秒，甩去洗涤液，用吸水纸拍干。如此重复 5 次，拍干。

3. 每孔加入酶标试剂 50μl，空白孔除外。轻轻晃动混匀，37℃温育 30 分钟。

4. 弃去液体，甩干，每孔加满稀释后洗涤液，振荡 30 秒，甩去洗涤液，用吸水纸拍干。如此重复 5 次，拍干。

5. 每孔先加入显色剂 A50μl，再加入显色剂 B50μl，轻轻震荡混匀，37℃避光显色 10 分钟。

6. 取出酶标板，每孔加终止液 50μl，终止反应（此时蓝色立转黄色）。

7. 测定：以空白孔调零，在 450nm 波长下测量各孔的吸光度值（OD 值）。测定应在加终止液后 15 分钟以内进行。

8. 据标准品的浓度及对应的 OD 值计算出标准曲线的直线回归方程，再根据样品的 OD 值在回归方程上计算出对应的样品浓度。

四、统计学原理

统计分析：采用 SPSS13.0 进行统计分析，各组计量指标采用表示,不同组别间的比较采用方差分析,组间两两比较采用 LSD 的方法,检验水准 α =0.05(双侧)。

结 果

1. 各组胸水量比较,结果见表 6 - 24

表 6 - 24 不同组别小鼠胸水量的比较(ml)

组别	例数	胸水量	F	P
模型组	10	0.16 ±0.05[#&]	7.09	<0.001
扶正软坚方组	10	0.12 ±0.03[*]		
顺铂组	10	0.11 ±0.03[*]		
解氏肺癌二号方组	10	0.08 ±0.02[*#&]		

注:* 表示与模型组比,P <0.05;#表示与扶正软坚方组相比,P <0.05;& 表示与顺铂组比,P <0.05.

方差分析结果显示:不同组别小鼠胸水量含量差别有统计学意义(F =7.09,P <0.001),可以认为四组小鼠胸水含量不全相同;进一步采用 LSD 的方法进行两两比较,比较结果表明,除了软坚方组与顺铂组差别无统计学意义以外(P >0.05),其余各组间均存在差别(P <0.05)。由结果可知,模型组小鼠胸水含量最高,其次是扶正软坚方组与顺铂组,解氏肺癌二号方组胸水含量最低,参见下图:

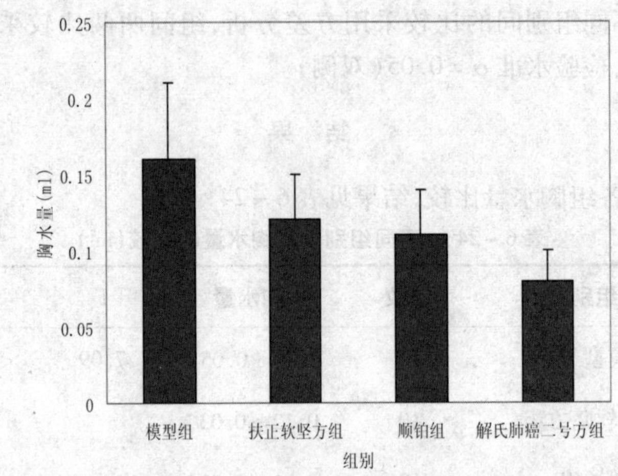

图6－21　不同组别小鼠胸水量的比较

2. 各组血清 bFGF 含量比较，见表6－25

表6－25　不同组别小鼠血清 bFGF 的比较(ng/L)

组别	例数	血清 bFGF	F	P
模型组	10	$18.36 \pm 3.19^{\#\&}$	19.56	<0.001
扶正软坚方组	10	$14.48 \pm 3.01^{*}$		
顺铂组	10	$13.87 \pm 2.67^{*}$		
解氏肺癌二号方组	10	$9.17 \pm 2.03^{*\#\&}$		

注：* 表示与模型组比，P<0.05；#表示与扶正软坚方组相比，P<0.05；& 表示与顺铂组比，P<0.05。

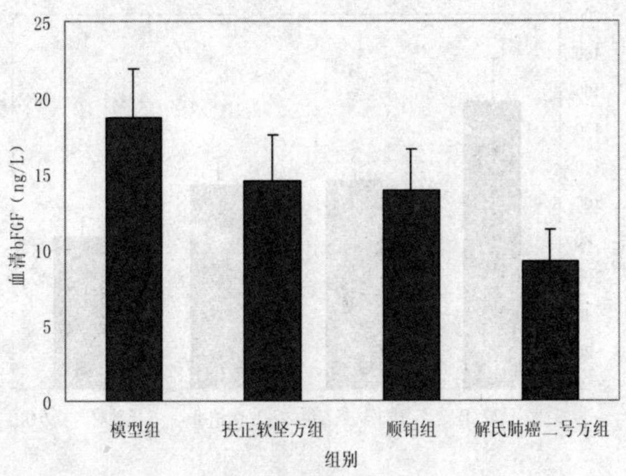

图 6－22　不同组别不鼠血清 bFGF 的比较

3. 各组血清 VEGF 含量比较，见表 6－26

表 6－26　不同组别小鼠血清 VEGF 的比较(ng/L)

组别	例数	血清 VEGF	F	P
模型组	10	151.58 ± 21.43[#&]	29.94	<0.001
扶正软坚方组	10	111.37 ± 16.45 *		
顺铂组	10	108.55 ± 15.39 *		
解氏肺癌二号方组	10	81.06 ± 10.84 *#&		

注：* 表示与模型组比，P<0.05；#表示与扶正软坚方组相比，P<0.05；& 表示与顺铂组比，P<0.05。

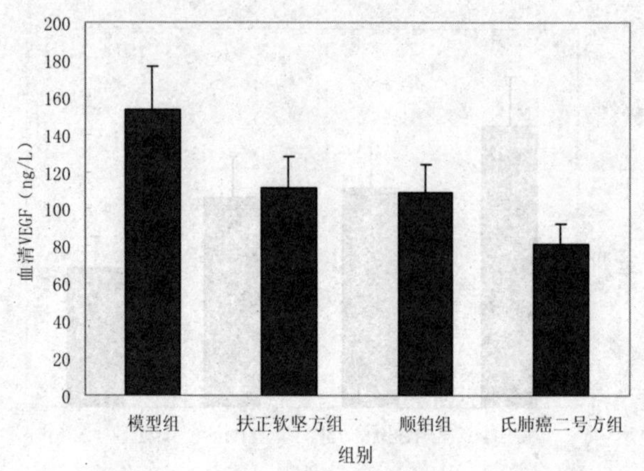

图 6－23　不同组别小鼠血清 VEGF 的比较

讨　论

支气管肺癌是恶性胸腔积液的最常见原因，在恶性胸腔积液中约 36.3% 为肺癌所致[1]。肺癌患者一旦出现胸腔积液即意味着肿瘤细胞已侵犯胸膜，病变已到晚期，失去了手术指征。恶性胸水生长迅速，大量积液压迫可引起严重呼吸困难，甚至导致死亡。未经治疗者多在胸水出现后 1～6 个月（平均 2 个月）内死亡。目前的治疗方法有中医药治疗、单纯胸腔穿刺抽吸胸水、胸腔插管引流、胸腔穿刺抽液或胸腔插管引流后胸腔内注射药物、胸腹腔分流术和胸膜切除术及全身化疗。治疗方法虽然多样，但皆属“以毒攻毒”或“治标”之法。相比之下，中医药在治疗癌症方面有很多优势。

一、中医癌症诊疗的优势

癌症一般表现为某一器官或组织的局部病灶，但对正常器官和组织具有明显的侵扰作用，表现为局部症状和全身症状两个方面。因此在癌症的诊疗中除了要针对局部病灶，还要顾及全身整体情况。

中医治病有整体观念和辨证论治两大特点。整体观念：整体就是统一性和完整性。中医学非常重视人体本身的统一性、完整性及其与自然界的相互关系，认为人体是一个有机的整体，构成人体的各个组成部分之间在结构上不可分割，在功能上相互协调、互为补充，在病理上则相互影响。而且人体与自然界也是密不可分的，自然界的变化随时影响着人体，人类在能动地适应自然和改造自然的过程中维持着正常的生命活动。这种机体自身整体性和内环境统一性的思想即整体观念。整体观念是中国古代唯物论和辨证思想在中医学中的体现，它贯串于中医学的生理、病理、诊法、辨证和治疗等各个方面。辨证论治是中医认识疾病和治疗疾病的基本原则，是中医学对疾病的一种特殊的研究和处理方法。又称辨证施治。包括辨证和论治两个过程。辨证即是认证识证的过程。证是对机体在疾病发展过程中某一阶段病理反映的概括，包括病变的部位、原因、性质以及邪正关系，反映这一阶段病理变化的本质。因而，证比症状更全面、更深刻、更正确地揭示疾病的本质。所谓辨证，就是根据四诊所收集的资料，通过分析、综合，辨清疾病的病因、性质、部位，以及邪正之间的关系，概括、判断为某种性质的证。论治又称施治，是根据辨证的结果，确定相应的治疗方法。辨证和论治是诊治疾病过程中相互联系不可分离的两部分。辨证是决定治疗的前提和依据，论治是治疗的手段和方法。通过论治的效果可以检验辨证的正确与否。辨证论治是认识疾病和解决疾病的过程，是理论与实践相结合的体现，是理法方药在临床上的具体运用，是指导中医临床工作的基本原则。

肺癌的发生机制迄今未完全明确，目前认为与下列因素有关：吸烟、空气污染、职业致癌因子、电离辐射、饮食与营养、病毒感染、某些慢性肺部疾病等。虽然暴露在以上相关因素下的人很多,但肺癌的发生率并不是百分之百。人之所以会患上肺癌,根本原因在于阴阳、气血、脏腑失调,内因起决定作用。因此要对患者的阴阳、气血、脏腑功能进行全面的评价。患同一癌症的不同病人其阴阳、气血、脏腑的功能不尽相同,而患癌症的某一个体在疾病发生、发展、转归的不同阶段其机体内环境一定不同。中医可以在整体观念和辨证论治指导之下,全面把握患者病情,针对性地应用中医药调整机体阴阳、气血、脏腑的功能,调动机体免疫力,调整机体内环境,抑制肿瘤扩散,使人体与癌肿长期共存,互不侵犯,从而提高生活质量,延长生存期。现代医学的一些治疗方法,如手术、放疗、化疗、热疗、冷冻、介入等均为局部治疗方法,并未考虑人体整体功能。虽然能杀灭绝大部分癌细胞,但机体正气大亏,正不胜邪,这种情况下,残存癌细胞生长更加迅猛,最终导致机体衰竭。因此,这些治疗方法无异于助癌杀人。这一点是现代医学思维方式落后于中医思维方式的现实。

在现代医学局部治疗方法治疗之后的中医药善后处理,更体现了中医药的治疗优势。从中医学角度分析,患者此时属于正气不足,元气大伤,而邪气未去,此时残存癌细胞生长更加迅猛,应用中医药疗法,及时调整机体阴阳、气血、脏腑平衡,可有效阻止癌症复发、转移。这一点早已被临床所证明。

二、肺癌中医病因病机

肺癌恶性胸水中医辨病应为“悬饮”。《金匮要略·痰饮咳嗽病脉证并治》:“饮后水流在胁下,咳唾引痛,谓之悬饮。”然中医“悬饮”涵盖现代医学良性胸腔积液和恶性胸腔积液,根据肺癌胸水生长迅速,患者身体消瘦、后期出现恶病质的特点,此病应辨为“恶性悬饮”。肺癌的发生与正气内虚、痰湿聚肺、七情失常、烟毒内蕴、邪毒侵袭诸病理因素有关。其病机为正气亏乏,脏腑气血阴阳失调,邪毒易侵,致肺失治节,宣降失司,气机不利,气津不布,血行不畅,痰瘀毒搏结,日久形成积块。正如《杂病源流犀烛·积聚痕瘮癖痞源流》谓:“邪积胸中,阻塞气道,气不宣通,为痰为食,为血,皆得与正相搏,邪既胜,正不得而制之,遂结成形而有块。”《素问·经脉别论》中说:“饮入于胃,游溢精气,上输于脾。脾气散精,上归于肺,通调水道,下输膀胱。水精四布,五经并行。”邪既成,癌毒内耗,正气大伤,肺脾肾三脏亏虚,致肺失通调水道、脾失运化、肾失气化,水津不布,故恶性悬饮病机为肺癌晚期日久失治,正气大耗,肺脾肾三脏亏虚、肝失疏泄及肺癌积块导致气机不畅,三焦不利,水道闭塞,饮停胸胁。

三、解氏肺癌二号方配伍意义

解氏肺癌二号方是为肺癌晚期伴胸水而设,由西洋参、白术、山药、茯苓、炙黄芪、猪苓、泽泻、车前子、薤白、瓜蒌皮、芒硝、陈皮、木香、苏子、白芥子、紫菀、款冬花、鱼腥草、炙麻黄、浙贝母组成。配伍精当,方义归纳如下:

1. 补虚培元,激发正气

《素问遗篇·刺法论》谓:“正气存内,邪不可干”,“邪之所凑,其气必虚”。肺癌伴胸水已属肺癌晚期,患者癌毒内耗,致正气大亏,肺脾肾三脏亏虚,无力与癌毒抗争。同时肺脾肾三脏之通调水道、运化水液、蒸腾汽化功能亦失调,而致水液停聚,发为胸水。故在治疗肺癌胸水时必以补虚培元,激发正气为第一要法。临床用西洋参、炙黄芪、炒白术、炒山药、茯苓等补虚培元,激发正气。以人为本,调动一身正气抵御癌毒,使癌毒停于原位,并复肺脾肾三脏之通调水道、运化水液、蒸腾汽化之职,从根本上杜绝胸水的产生。

2. 调畅气机,气行水行

气机不畅是肺癌胸水形成的重要环节。气行则水行,气停则津聚,加剧胸水的形成。正如朱丹溪所说:“善治痰者,不治痰而治气,气顺则一身之津液亦随气而顺矣。”故常选用木香、陈皮等调理气机之品。是故严用和谓:“人之气道贵乎顺,顺则津液流通,决无痰饮之患。”肺与大肠相为表里,通调腑气可助肺脏之宣发肃降,故选用苏子、瓜蒌润肠通便。对于肝气不舒,胸水停聚之胁痛,常用芍药、甘草、元胡、川楝子治之。

3. 利水渗湿,化痰祛邪

饮邪停于胸胁,阻滞气机,则见胸胁支满,咳唾引痛,呼吸困难,体弱。饮邪不除,诸症难解,患者的生活质量难以提高。在治疗此症时采用利水渗湿、缓泻饮邪之法,常选用车前子、茯苓、猪苓、泽泻等药物,并不急功近利,而图缓泻饮邪。究其原因,盖肺癌晚期,元气折损大半,若用甘遂、大戟、芫花等泻下逐水药,虽得快利,但仅存之正气亦随之泻下。即所谓“气能行津,津能载气”,“留一分正气,留一分生机”。止咳化痰祛邪也是必用之法,常用炙麻黄、苏子、浙贝母、白芥子。

4. 消食和胃,健运中州

肺癌晚期胸水患者多有纳差,食之无味,饮食不消之症,此乃脾胃气虚之侯。脾胃为后天之本、气血生化之源。《内经》云:“饮入于胃,游溢精气,上输于脾。”《脾胃论》谓:“脾胃之虚,食无味,不嗜食,食不消。”因此治此病不忘培补后天之本,同时配伍消食药如炒麦芽、炒鸡金、焦曲、焦楂、炒莱菔子等,以助脾之运化。

总之,解建国教授治疗肺癌胸水并非采用“以毒攻毒”、“泻下逐饮”等法,而是以“带瘤生存”理论为指导,在中医整体观念,辨证论治的基础之上,采用中医药调动机体免疫力,调整机体内环境,抑制肿瘤扩散,使人体与癌肿长期共存,互不侵犯,从而提高生活质量,延长生存期。

四、解氏肺癌二号方对 bFGF、VEGF 和胸水量影响作用的探讨

1. 血管生成与肿瘤转移

肿瘤血管生成是指肿瘤细胞诱导的微血管生长以及肿瘤中血液循环建立的过程。肿瘤的微血管生成与肿瘤的生长、浸润转移及预后均有密切的关系，它是肿瘤代谢的关键途径，是一种无控制的血管形成。实体瘤要超过 2mm ~ 3mm 以上，必须要有血管的支持才能与肿瘤宿主的血管系统保持一定的连续性，而且肿瘤的转移及转移部位的生长也有赖于肿瘤的血管生成。因此，血管生成是肿瘤增生、扩散和微转移灶发展的重要条件之一[41]。

血管生成过程非常复杂，是一个多因子、多因素的连锁反应过程。在这个过程中血管生成因子起决定作用，各种原因导致血管生成因子表达过多、降解减少或抑制因子减少都可诱生血管生成。肿瘤组织中血管生成因子调控失衡是肿瘤转移的重要原因。血管生成因子包括血管内皮细胞生长因子（vascular endothelial growth factor，VEGF）、酸性成纤维细胞生长因子（acidic fibroblast growth factor）、碱性成纤维细胞生长因子（basic fibroblast growth factor）、血管生成素（angiogenin）、胎盘生长因子（PIGF）、表皮生长因子（epidermal growth factor，EGF）、白介素 -8（IL -8）、肿瘤坏死因子（tumor necrosis factor，TNF）等。

目前国际上提取抗肿瘤血管生成药物的研究主要基于以下四个方面[42]：① 干扰血管内皮细胞降解周围基质的能力；② 直接抑制内皮细胞的增殖和迁移；③ 阻止血管生成刺激因子的合成和释放；④ 阻断血管内皮细胞表面整合素的作用。如郭斌[43]等通过研究缸鱼软骨多糖（RCG）对小鼠 Lewis 肺癌的作用，证实缸鱼软骨多糖明显抑制小鼠 Lewis 肺癌原发瘤的生长和转移，可能与其抑制肿瘤 VEGF、bFGF mRNA 和蛋白表达有关。

2. bFGF 表达与肿瘤浸润转移及血管生成的关系

bFGF 是由 146 个氨基酸组成、分子量约为 16000 ~ 18000 的多肽类物质，其空间结构为 12 个反向平行 B 片层结构组成的三角锥形。bFGF 的等电点为 9.6，且对热和酸敏感，易被蛋白酶降解。bFGF 有 l8，22，22.5，24 和 34kd 五种存在形式，具有不同的翻译起始位点。bFGF 是一种生物活性较强的促分裂素，能刺激和调节血管内皮细胞、上皮细胞、成纤维细胞等分化增殖，促进成纤维细胞产生胶原，调控基质合成和降解，在肿瘤浸润转移及血管生成方面发挥重要作用[44]。bFGF 在体内分布广泛，中胚层、神经外胚层的细胞及多种肿瘤细胞都能表达 bFGF，从而参与胚胎发育、血管生成、神经再生、肿瘤生长等。在肿瘤患者中，bFGF 主要由肿瘤细胞及浸润至肿瘤组织内的淋巴细胞和巨噬细胞分泌，分泌后与肝素以较高亲和力结合，也可部分释放到循环血液中，直接刺激肿瘤细胞，促进肿瘤细胞转移及血管生成。研究表明 bFGF 与肿瘤血管生成具有密切关系。bFGF 在卵巢上皮性癌中的表达显著高于卵巢良性肿瘤，正常卵巢组织中不表达. 且 bFGF 的表达与卵巢上皮性癌组织中的微血管密度（MVD）呈正相关，与促血管生成素 2（Ang—2）也呈正相关，提示在卵巢上皮性癌中 bFGF 与 Ang—2 对其血管生成具有协同作用[45]。高双荣[46]等通过免疫组化检测 bFGF 等，表明 bFGF 与非小细胞肺癌的分期、分级及转移密切相关。因此测定 Lewis 肺癌小鼠血清 bFGF 含量，可以反映肿瘤转移及血管增生情况。

3. VEGF 表达与肿瘤浸润转移及血管生成的关系

血管内皮生长因子（vascular endothelial growth factor，VEGF），也称血管渗透因子（vascular permeability factor，VPF），是血管内皮细胞特异性的肝素结合生长因子（heparin - binding growth factor）。VEGF 分子量约为 34 - 35Kda，是由两个相同分子量的亚基经二硫

键连接而成的二聚体糖蛋白,有一个独特的 NH_2 末端氨基酸顺序,其单体无生物活性。编码 VEGF 的基因位于 6p21.3,由 8 个外显子和 7 个内含子组成断裂基因。VEGF 有两个结合位点:受体结合位点与肝素结合位点。VEGF 具有改变细胞外基质、增加血管的通透性、促进内皮细胞的增生、血管生成功能等多种生物学功能。VEGF 可促进肿瘤的转移。肿瘤的增值和转移依赖血管生成。目前抗肿瘤血管生成已成为抑制肿瘤生长和转移新的治疗策略。抑制 VEGF 的表达和阻断其与 VEGFR 的结合是抑制肿瘤血管生成的关键环节。测定 Lewis 肺癌小鼠血清 VEGF 含量,可以反映肿瘤转移及血管增生情况。

4. 讨论

本实验表明,1. 不同组别小鼠胸水量含量差别有统计学意义($F=7.09, P<0.001$),可以认为四组小鼠胸水含量不全相同;进一步采用 LSD 的方法进行两两比较,比较结果表明,除了扶正软坚方组与顺铂组差别无统计学意义以外($P>0.05$),其余各组间均存在差别($P<0.05$)。2. 解氏肺癌二号方组、扶正软坚方组、顺铂组血清 bFGF 含量明显低于模型组,经统计学处理有显著差异($P<0.05$);解氏肺癌二号方组血清 bFGF 含量低于扶正软坚方组和顺铂组,经统计学处理有显著差异($P<0.05$)。3. 解氏肺癌二号方组、扶正软坚方组、顺铂组血清 VEGF 含量明显低于模型组,经统计学处理有显著差异($P<0.05$);解氏肺癌二号方组血清 VEGF 含量低于扶正软坚方组和顺铂组,经统计学处理有显著差异($P<0.05$)。

解建国教授正视目前人类暂时不能攻克癌症的现实,发挥中医学整体观念和辨证论治的特色,创立了“带瘤生存”理论。解氏肺癌二号方便是“带瘤生存”理论指导之下独创的治疗肺癌中晚期伴胸水的有效方剂。本方剂共 23 味中药,配伍精当,以扶正益气为主，兼顾调畅气机、利水渗湿、消食和胃、健运中州等方面。通过调动机体免疫力，调整机体内环境，抑制肿瘤扩散，使人体与癌肿长期共存，互不侵犯，从而提高肿瘤患者生活质量，延长生存期。解建国教授并不赞同使用中药抗癌药及西医放化疗，认为二者皆可耗伤人体正气，这种情况下，正不胜邪，残存癌细胞生长更加迅猛，最终导致机体衰竭，无异于助癌杀人。另外解建国教授对于肺癌胸水的治疗并不采用峻下逐水之法，而是选用车前子、茯苓、猪苓、泽泻等利水渗湿之品。本实验中解氏肺癌二号方组胸水量明显少于其余三组，同时解氏肺癌二号方治疗组血清 bFGF 和 VEGF 的含量明显低于其余三组而表现为明显的抗肿瘤作用都证明了“带瘤生存”理论的正确性和解氏肺癌二号方的有效性。

结　论

在实验条件下，证实调节 bFGF 和 VEGF 的表达，抑制肿瘤侵润和肿瘤血管形成可能是解氏肺癌二号方抗肿瘤的分子机制之一。解氏肺癌二号方在抑制肿瘤和减少胸水量方面有显著的作用。

（硕士研究生：吴君　导师：解建国）

主要参考文献

1. Lukad J, Bartkova J, Rohde M, et a1. Cyclin DI is dispensable for GI control in retinoblastoma gene—deficient cells independently of cdk4 activit[J]. Molecular Cellular Biol, 1995, 15(5):2600－2611.

2. Ferber D. Cancer research. A new way to combat therapy side effects[J]. Science, 1999, 285(5 434):268－272.

3. 陆晓和. 实用临床用药监护[M]. 北京:人民卫生出版社, 2003.520.

4. 庞荣清, 刘春生, 潘兴华, 等. 顺铂对人肺腺癌细胞 SLC—89 细胞周期、p21 及 c—myc 表达的影响[J]. 肿瘤防治研究, 2003, 30(4):280－284.

5. 邹丽娟, 董志, 陈亚敏. 顺铂对肝癌细胞凋亡及其细胞周期的影响[J]. 临床肿瘤学杂志, 2002, 7(4):267－26.

6. 荆新建, 任中海, 杜敏. 金喜善联合顺铂治疗晚期非小细胞肺癌 56 例近期疗效观察[J]. 中国全科医学, 2004, 7(20):1504.

7. 高进. 肿瘤转移模型的建立及其相关标准的探讨[J]. 中华医学杂志, 1997, 77:647－648.

8. Serrano M, Hannon GJ, Beach D. A new regulatory motif in cell—cycle control causing specific inhibition of cyclin D/CDK4. Nature, 1993, 366(6456):704－707.

9. 柏常青, 倪殿涛, 李宁秀, 等. 扶正注射液拮抗肺癌化疗毒副反应的成本分析. 中华流行病学杂志,2003,24:130.

10. 刘永惠,邓景元,杨晓峰,张玉五,梁国光. 肺癌及其转移患者微观血瘀证的临床研究. 河北中医药学报,2003(2).

11. 李宏宏,雷霆,司履生. VEGFC 与乳腺癌的关系[J]. 第四军医大学学报, 2002,23(B1):44 -46.

12. 徐昌文,等. 肺癌(第 1 版),上海:上海科学技术出版社, 1982,20 -168.

13. 孙燕. 肺癌的化学治疗和综合治疗. 肿瘤防治研究,1984(2):108.

14. 陈诗书,等. 肿瘤病人的免疫调整和重建(一). 上海医学, 1978(9):81.

15. 王正昌,等. 肺癌患者三种虚证类型的治疗生存期与血浆环核苷酸水平的关系中西医结合杂志,1984(1):23.

16. 陈煜清,等. 癌患者血清唾液酸含量变化与癌的消灭、复发、转移的关系,中华肿瘤杂志,1984(1):29.

17. 近藤元治,等. 癌的补祛. 临床免疫,1978(3):10.

18. Chen HH, Zhou HJ, Wu GD, et al. Inhibitory effects of artesunate on angiogenesis and on expressions of vascular endothelial growth factor and VEGF receptor KDR/flk1 [J]. Pharmacology, 2004, 71(1):1 -9.

19. Wang J, Zhou H, Zheng J, et al. Antimalarial artemisinin synergizes with antibiotics to protect against lethal live escherichia coli challenge by decreasing proinflammatory cytokine release [J]. Antimicrob Agents Chemother, 2006, 50(7):2420 -2427.

20. 生命时报,2007 - 2009.

21. 新闻晚报,2008 - 2009.

22. 文汇报,2008 - 2009.

23. 解放日报,2007 - 2009.

24. 新闻晨报,2007 - 2009.

25. 黄常江,刘俊波,黄能. 艾迪注射液联合化疗治疗老年非小细胞肺癌 30 例. 中华实用中西医杂志. 2006,9(1):63 - 64.

26. 黎壮伟,曹洋,陈志坚,等. 陈锐深教授治疗原发性支气管肺癌的经验. 中医药学报,2006,34(5):17 - 18.

27. 赵小青,王彩路,曲莉. 鱼腥草注射液等中药治疗晚期肺癌 16 例. 辽宁中医学院学报,2001,3(2):163.

28. 张敬川,王红兵,高超,等. 非小细胞肺癌患者 T 细胞亚群变化的临床意义. 徐州医学院学报,2002,22(6):537 - 538.

29. 朱华宇,周岱翰. 中医药治疗肺癌临床研究回眸与评析. 中医药学刊,2003,21(4):555 - 557.

30. 张晖,徐振晔,王中奇,等. 肺岩宁方对晚期非小细胞肺癌血清 TSGF 和免疫功能的影响. 辽宁中医杂志,2004,31(6):518 - 519.

31. 程晓东,郭峰,刘嘉湘等. Lewis 肺癌小鼠红细胞免疫系统功能变化的实验研究. 上海免疫学杂志,1996,16(2):88 - 89.

32. 孙建立,刘嘉湘. 中医药治疗肺癌的机理研究概况. 上海中医药大学学报,2001,15(1):61 - 64.

33. 刘海涛,戴锡孟. 中药扶正合剂对 L795 肺癌小鼠作用的观察. 辽宁中医杂志,2004,31(3):254 - 255.

34. 刘秀芳,付显成,赵增虎,等. 中西医结合治疗晚期非小细胞肺癌的临床研究. 中国中西医结合外科杂志,2000,6(2):70－72.

35. 陈绪元,雷自重,何方志. 中西医结合治疗晚期肺癌临床研究. 肿瘤学杂志,2003,9(2):88－89.

36. Kulpa J, Wojcik E, Reinfuss M, etal. Carcinoembryonic antigen, squamous cell carcinoma antigen, CYFRA2121, and neuron specific enolase in squamous cell lung cancer patients. Clin Chem,2002,48(11):1931.

37. 郭华北,蒋秉坤. CYFRA21－1:新的非小细胞肺癌标志物. 国外医学临床生物化学与检验学分册,1995,16(1):8－11.

38. 曾波航,李丹,黄慧. 非小细胞肺癌患者血清 CYFRA21－1 和 CEA 的临床应用. 肿瘤防治研究,2001,28(6):421－423.

39. 张庆斌,高永棣,李正伦,等. CYFRA21－1 检测在肺癌诊断治疗中的临床意义. 贵州医药,2001,25(5):454－455.

40. 李进东,许金良,王文光,等. 肺癌患者外周血 T 淋巴细胞亚群的变化. 中国医师进修杂志,2006,29(11):25.

41. 伍国伟,唐秀文. 血管内皮生长因子与非小细胞肺癌相关性的研究. 广西医学,2007,29(11):478－480.

42. 梁瑞韵,廖增顺,江山平,等. CyclinD1 和 VEGF 在非小细胞肺癌组织中的表达及其预后的关系. 癌症,2003,22(1):86－87.

43. Hatzakis KD, Froudarakis ME, Bouros D, et al. Prognostic value of serum tumor markers in patients with lung cancer[J]. Respira-

tion,2002,69(1):25－29.

44. 李红,万自芬. 肿瘤标志物 CEA、CYFRA21－1 联检在非小细胞肺癌中的诊断价值. [J]. 放射免疫学杂志,2006,19(5):432－433.

45. 宋洪恩,周艳丽,张秀贞. “滋肺解毒汤”及“渗湿泄下散”治疗肺癌并发胸水 106 例疗效观察. 中国现代医学实用杂志,2004,3(12):45－46.

46. 卞美广,邢海燕,陈晓栋,吉小丽. 泻肺利水合剂治疗癌性胸水 30 例疗效观察. 国医论,2003,18(3):21－22.

47. 刘淑英,张桂茹,刘桂英,邹增旭,王伟. 复方生麻黄汤治疗恶性胸水的临床观察. 湖北中医杂志,2006,28(10):25.

48. 马苓云,徐浩. 肺癌胸水的辨证用药特点. 浙江中医杂志,1996,6:282－283.

49. 黄云胜,丁金芳,田建辉. 施志明治疗肺癌恶性胸水经验撷菁. 辽宁中医杂志,2005,32(9):884－885.

50. 陈坤,王春雨,赵艳勋,李静. 康莱特注射液热灌注联合热疗治疗恶性胸腔积液近期疗效观察. 中国中医药信息杂志,2009,16(8):65－66.

51. 李党育,邓辉,郑立,唐先锋,秦岚. 艾迪注射液胸腔内注射治疗恶性胸腔积液 52 例. 临床肺科杂志,2009,14(10):1307－1308.

52. 赵亚君,刘莫芹,王丹. 榄香烯乳剂胸腔注入治疗恶性胸腔积液观察. 实用肿瘤学杂志,1996,10(2):52.

53. 袁亚军. 胸腔穿刺引流联合岩舒注射液治疗恶性胸腔积液

疗效观察. 中国药房,2007,18(24):1891－1892.

54. 程一锋,周月明. 鸦胆子油乳治疗恶性胸腔积液 20 例疗效观察. 浙江中西医结合杂志,2007,17(7):446－447.

55. 付烊. 康艾注射液治疗恶性胸腔积液的临床疗效观察. 光明中医,2008,2(32):220.

56. 周珂,徐凯,高宏,张宁苏. 逐水散配合化疗治疗肺癌胸水 42 例. 陕西中医,2008,28(12):1581－1583.

57. 朱宝龙. 逐水汤配合胸腔闭式引流腔内注射博莱霉素治疗肺癌胸水 46 例. 辽宁中医药大学学报,2008,10(11):93.

58. 杨丁友. 泽兰虻虫汤配合化疗治疗肺癌合并胸腔积液 56 例. 新中医,1998,30(3):32－33.

59. 蔡友鹏,许慎,林兰珠. 榄香烯乳剂配台平阳霉素治疗恶性胸腔积液临床观察. 广州医药,2002,33(1):70.

60. 王红梅,等. 鸦胆子油乳剂联合顺铂治疗肺癌胸水 70 例. 中国肿瘤,2007,16(12):1305－1306.

61. 李亚平,陈翠萍,栗全英. 复方苦参注射液联合顺铂胸腔注射治疗肺癌胸腔积液. 中国民间疗法,2009,17(4):42.

62. 吴孝田. 中药油膏外敷辅佐治疗恶性胸腔积液 38 例. 陕西中医,2006,27(5):546－547.

63. 付泽伟,王晓君,余阳艳. 肺癌伴胸腔积液 72 例临床分析. 临床肺科杂志,2005,10(5):684.

64. Farber AMH, Kendall B, Van Leuven BD: Hodgkin's disease: aradiological survey. Clin Radiol 1962,13:115.

65. 王怀经. 局部解剖学(第一版),北京:人民卫生出版社,

2001,82－83.

66 . 叶任高. 内科学(第六版),北京:人民卫生出版社,2005,104－105.

67. 叶任高. 内科学(第六版),北京:人民卫生出版社,2005,106－107.

68. 梁家银. 118 例恶性肿瘤胸腺积液细胞学检查结果分析. 中原医刊,2006,33(2):55－56.

69. 张春丽. 胸膜活检 168 例临床病理分析. 浙江实用医学,2002,7(2):115.

70. 张玉玲,李英杰,李石祥. 胸腔积液的闭式引流 70 例临床观察. 中华中西医学杂志,2004,2(7):67.

71. 张英. 博莱霉素胸腔内灌注治疗恶性胸腔积液 32 例临床观察. 临床肺科杂志,2008,13(10):1271.

72. 崔建东,韦建宁. 平阳霉素胸腔内注射治疗恶性胸水 28 例. 中国医师进修杂志,2003,26(12):44.

73. 韩芳,王金祥,裴文仲,胥振扬. 胸腔内置管化疗治疗恶性胸水的体会. 临床肺科杂志,2006,11(5):681.

74. 胡艳平. 滑石粉行胸膜粘连术 46 例临床观察. 职业与健康,2008,24(6):597－598.

75. 陈晔,刘花转,贾素玲. 滑石粉联合化疗药物治疗恶性胸腔积液的研究. 医学信息手术学分册,2008,21(10):870－872.

76. 詹特斌. 短棒状杆菌制剂胸腔内注射治疗晚期肺癌胸腔积液 23 例. 福建医药杂志,2005,27(2):64－65.

77. 尹红,陈凯,吴璞. 胸腔闭式引流后注入顺铂与 IL－2 治疗恶性胸腔积液. 中国医学创新,2009,6(20):63 - 64.

78. 魏丹,王娜,林树理. 干扰素联合鸦胆子乳油治疗 NSCLC 伴恶性胸腔积液. 中华实用中西医杂志,2008,21(6):524 - 525.

79. 董人平,蒋敬庭. 肿瘤浸润淋巴细胞治疗恶性胸腔积液病人的疗效观察及护理. 护理研究,2005,19(2):245 - 246.

80. 章卫华,周荣伟. 香菇多糖联合羟基喜树碱腔内注射治疗癌性胸腔积液 35 例. 中国现代医药杂志,2008,10(7):84.

81. 张纪良,刘定义,肖昕,丁烯. 热疗联合胸腔内注射药物治疗恶性胸腔积液临床研究. 现代临床医学,2008,34(3):163 - 164.

82. Genc O,Petrou M,Ladas G,et a1. The long - term morbidity of Pleuroperitoneal shunts in the management of recurrent mallignant effusions[J]. Eur J Cardiothorac Surg,2000,18(2):143 - 146.

83. 朱成楚,叶加洪,叶中瑞,等. 电视胸腔镜下胸膜纤维板剥脱术治疗脓胸及包裹性胸腔积液. 中华胸心血管外科杂志,1998,14(4):203.

84. 郑国平,陈维,尤伦山,李远静. 电视胸腔镜手术诊治恶性胸腔积液. 浙江实用医学,2003,8(6):360 - 361.

85. 高双荣. bFGF、EGFR 与肺癌血管生成和转移的关系及血管在体成像分析. 暨南大学硕士学位论文,4 - 5.

86 . Mancuso A,Sternberg CN. Colorectal cancer and antiangiogenic therapy:what can be expected in clinical practice[J]. Crit Rev Oncol Hematol,2005,55(1):67.

87. 郭斌,袁戈. 虹鱼软骨多糖对小鼠 Lewis 肺癌的作用及分子机制探讨. 辽宁中医杂志,2007,34(1):110－112.

88 . Okada－Ban M, Thiery JP, Jouanneau J. Fibroblast growth factor－2. Int J Biochem Cell Biol,2000,32(3):263－267.

89. 刘炜,周建华. 恶性肿瘤中 bFGF 与血管生成的关系. 岳阳职业技术学院学报,2009,24(2):92－94.

90. 高双荣,等. LN, FN, bFGF 及 EGFR 与肺癌转移. 广东医学,2002,23(9):909－911.